世界一わかりやすい

ENCYCLOPEDIA

筋肉の

きまたりょう
Kimata Ryo

つながり

CONNECTION OF MUSCLES

図鑑

KADOKAWA

全身のバランスを総合的に見る

　私がストレッチトレーナーとして働き始めた頃、お客様の中に、身体が一向に変化しない人が一定数いました。

　伸ばす部位を変えてみたり、関節にアプローチしたりと試行錯誤しましたが、正直お手上げ状態でした。

　この悩みを解消するためにいろいろ勉強した結果、「全身のバランスを総合的に見なくてはならない」という結論に至りました。

　ですが、当時の私には「全身のバランスを総合的に見る」という言葉が曖昧すぎて、どうしたら良いのかがよくわかりませんでした。

　そうしてモヤモヤしている時期に『アナトミー・トレイン』という1冊の本に出会い、どうやら筋膜と呼ばれるものが重要だと気づきを得ました。

　筋膜を簡単に説明すると、身体の中に広がる蜘蛛の巣のような組織で、これらが筋肉同士をつなげて全身を支える役目を果たしているようでした。

　そう、本書のタイトルでもある「筋肉のつながり」は、筋膜で成り立っています。この筋膜を通して身体を見ると、今まではわからなかった「全身のバランスを総合的に見る」ことができるようになっていきました。

　私はこの筋膜をもっと学びたいと思い、筋膜に対するアプローチで有名なアメリカの学校に留学までしました。

　そこでは身体を本来の位置に戻す筋膜アプローチや、身体を効率的に動かすための動作教育を徹底して学びました。

本書ではそんな私が今まで学んできた全身を総合的に見るためのヒントをたくさん載せてあります。

　0章では筋肉のつながりとは何か、どういう役割があるのかを紹介。

　1章から6章は筋肉のつながりの全体像と各部位の解説。

　7章から13章は部位ごとの基本的な解剖学とともにつながりの情報も入れてあります。

　14章ではつながりに関する身体への影響と改善例をまとめました。

　なるべく一般の方にも理解してもらいたいという思いから、文章を（筋肉名などを除いて）簡単にしています。そして自作のイラストを大きく載せて、読むことにストレスがないように工夫しました。

　本書を読むことで、セラピストは施術の方針が立てやすくなり、トレーナーは運動指導に生きてきます。

　もちろん一般の方もつながりを理解することで日々のストレッチや筋トレの効果も上がってくるでしょう。

　是非イラストと文章を交互に見ながら「ヘェ～そうなってるのか！」と楽しみながらお読みいただければ幸いです。

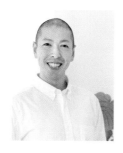

きまたりょう

ストレッチトレーナー。米国 Dr Ida Rolf Institute 認定ロルファー。アメリカ・コロラド州にある Dr Ida Rolf Institute で731時間の解剖学、生理学、機能解剖学、実習のトレーニングを受講。加えて大手ストレッチ専門店での4年間の経験、その他約400時間以上のセミナー・ワークショップなどで技術と知識を深める。Instagram にて「筋肉のつながり」イラストを定期的に投稿しており、そのわかりやすさからセラピストやトレーナーを中心に支持を集めている。
Instagram @ryo_kimata

第 **0** 章

つながりとは

筋肉のつながりって何？

　本書で解説する筋肉のつながりとは、体の中で筋膜<ruby>（きんまく）</ruby>がどのようにして全身を巡り、筋肉同士をつなぎ合わせているかをイラストを使い、わかりやすく説明した内容になっています。

　筋膜とは、筋肉を包む膜というイメージが強いですが、厳密には筋肉だけに限らず骨、腱、靭帯、内臓、神経、血管など、様々なものを包み身体を支えている結合組織のことを指します。英語ではファシアと呼ばれており、語源となったラテン語では「包むもの」や「包帯」などという意味があるそうです。

　筋膜は非常に複雑なネットワークを構成しており、右のページにあるボディスーツのような一枚のイメージは、筋膜を可視化した一つの例です。実際は3次元的な奥行きのある組織です。
　例えば、オレンジの断面をイメージしてみてください。白い薄皮が全ての実を包み、さらに一つ一つの実を分けています。
　この白い薄皮部分が筋膜で、全身を巡り、筋肉同士をつなぎ合わせています。

　一昔前よりは筋膜の研究は進んでおり、情報は手に入りやすくなりましたが、いまだに未知なことが多い領域です。
　今後の研究により新たな事実が発見されるかもしれませんが、従来の解剖学と上手く組み合わせながら読んでいただければと思います。

身体を支えるつながり

筋膜はオレンジの白い薄皮のように筋肉を覆っているよ

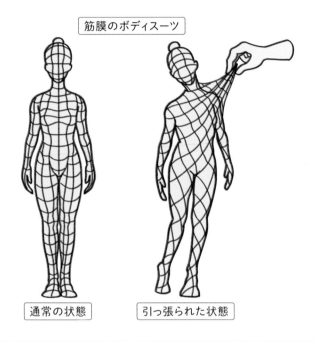

筋膜のボディスーツ

通常の状態　　　　引っ張られた状態

解説

筋膜は身体中のいたるところに存在しており、全身を支えています。筋膜以外の組織を全て無くすと、くっきりと人型ができるほどです。このことから「第二の骨格」とも呼ばれています。この筋膜の一部が何かしらの理由で硬くなったりすると、つながりを通して他の部位を引っ張り、身体のバランスが崩れ、一見関係のないようなところにも痛みや可動域の制限が出ます。

姿勢のためのつながり

つながりが姿勢を安定させているよ

姿勢のバランス

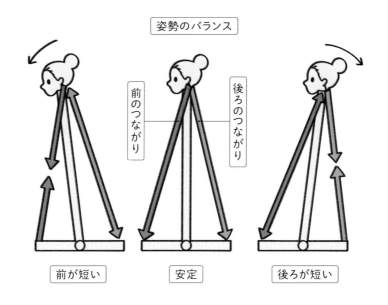

前のつながり

後ろのつながり

前が短い　　　安定　　　後ろが短い

解説

身体の各面につながりがあることで姿勢を支えています。後ろのつながりが働くことで、身体が前に倒れるのを防いでいます。同様に身体を後ろに倒すと、前のつながりがブレーキをかけます。いくつかのつながりが全身の各面にあることで、様々な姿勢の変化に対応しています。この各つながりの長さが全体的にバランスの取れている状態が、身体にとって負担のない状態です。

動作のためのつながり

全身を連動させる役割があるよ

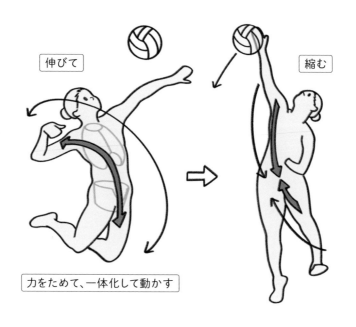

伸びて

縮む

力をためて、一体化して動かす

解説

つながりは運動する時も働いています。身体を動かす時、全体的に身体をピンと張ることで、張力が生まれ、筋肉が働きやすくなります。腕の動きは、このつながりを通して体幹と一体化することで、肘や肩関節などを守りながら力強い動作を可能にします。また身体が過度に動きすぎないようにブレーキをかける役割もあります。ランニングのようなバネを使う競技はこの張力を使いながら走ることが重要です。

センサーとしての役割

筋膜には筋肉よりも多くのセンサーが含まれているよ

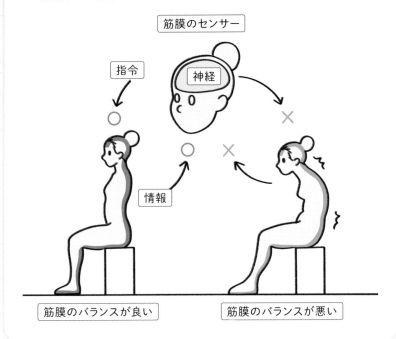

筋膜のセンサー

指令

神経

情報

筋膜のバランスが良い

筋膜のバランスが悪い

解説

筋膜の中にはたくさんのセンサーがあります。身体に対する圧や、筋肉の伸び縮みに対する感覚、そして身体がどの位置にあるかを脳に伝えます。何かしらの理由で筋膜にストレスがかかり硬くなってしまうと、このセンサーの働きが弱くなります。センサーが正常に機能していない状態は、日常動作やスポーツの時に上手く身体をコントロールするのが難しくなるでしょう。

つながりに働きかける

圧の強さよりも、触り方の質が大事だよ

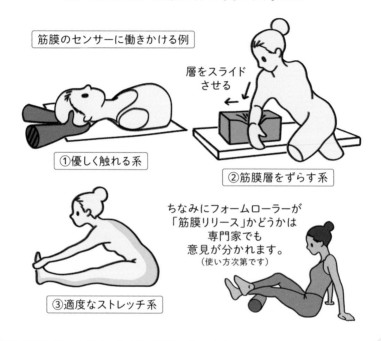

筋膜のセンサーに働きかける例

層をスライドさせる

① 優しく触れる系

② 筋膜層をずらす系

ちなみにフォームローラーが
「筋膜リリース」かどうかは
専門家でも
意見が分かれます。
（使い方次第です）

③ 適度なストレッチ系

解説

筋膜の中にある多数のセンサーは、それぞれ異なった刺激に反応します。中でも筋膜の層をずらすような持続圧に反応するものや、そっと触れるような優しい刺激に反応するセンサーは、自律神経の働きを変化させ、結果的に身体の緊張度を下げます。このセンサーを介した神経系に対しての働きかけが筋膜のケアでは重要です。強すぎるストレッチや、過度な圧は逆効果になることがあります。

補足　上記の筋膜のアプローチは数ある中の一例です

本 書 の 注 意 点

1

イラストの動きやポーズは、筋肉のつながりをわかりやすく解説するためのものです。全ての動作は「全身がバランスよく動く」ことが重要です。

2

全身がつながっているとはいえ、トレーニングやストレッチなどで、一度につながりを伸ばしたり、鍛えたりすることは本書の意図するものではありません。従来の解剖学と照らし合わせながら、目的に応じてつながりを役立ててください。

3

筋膜は専門家によっても意見が異なることがある複雑な組織です。つながりについては、決定的なものは存在していませんが、現時点で筆者が重要だと感じたものを載せてあります。

第 ① 章

前

の つながり

前 の つ な が り

後ろのつながりとバランスを取り合っているよ

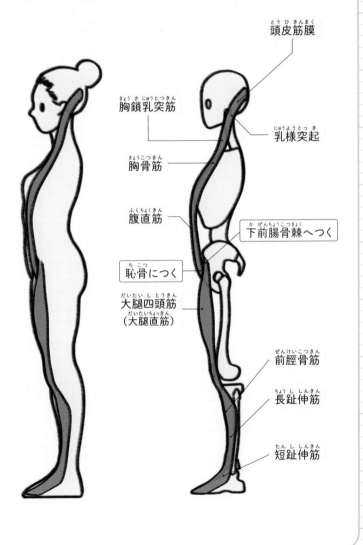

頭皮筋膜
とう ひ きんまく

胸鎖乳突筋
きょう さ にゅうとつきん

乳様突起
にゅうようとっき

胸骨筋
きょうこつきん

腹直筋
ふくちょくきん

下前腸骨棘へつく
か ぜんちょうこつきょく

恥骨につく
ち こつ

大腿四頭筋
だいたい し とうきん
（大腿直筋）
だいたいちょっきん

前脛骨筋
ぜんけいこつきん

長趾伸筋
ちょう し しんきん

短趾伸筋
たん し しんきん

解 説

「前のつながり」は上半身と下半身で2つに分かれています。上半身では耳の後ろからスタートし、胸とお腹の前をネクタイのように降りて恥骨で止まります。下半身では骨盤の一部から始まり、ひざのお皿、すね〜足の甲まで伸びています。このつながりは「後ろのつながり」と協調して前後のバランスを保つ役割があります。

日 常 の ヒ ン ト

背中を丸めた座り姿勢では上半身のラインが短く固定されやすいです。下半身のラインが短くなると正座などの動作がしづらくなります。ストレッチなどする際は、いきなり全身を反って伸ばすようなことはせずに、各部位を分けて伸ばしてあげると負担が少なくて良いでしょう。

より詳しく

「前のつながり」の各部位とその反対側の「後ろのつながり」を総合的に見て、どちらが短いか長いかを判断すると、適切なストレッチやエクササイズがわかってきます。（身体を見るのはある程度経験がないと難しいので、これは専門家向けの話になります。一般の方は専門家の指示を仰ぎましょう。）

上半身

このラインは頭の後ろをループするよ

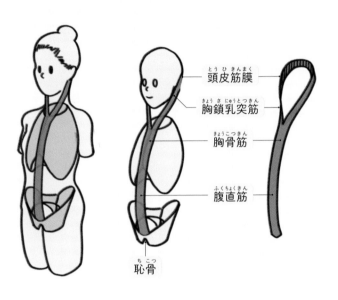

頭皮筋膜
とうひきんまく

胸鎖乳突筋
きょうさにゅうとつきん

胸骨筋
きょうこつきん

腹直筋
ふくちょくきん

恥骨
ちこつ

解説

上半身の「前のつながり」は、コードのついたイヤホンが耳の後ろから胸の真ん中へ向かい、恥骨にかけて向かっているような流れをイメージするとわかりやすいでしょう。慣れない人が腹筋をすると首がつらくなるのは、腹直筋や他の腹筋が使えないことにより、前のつながりの上部にある首の筋肉（胸鎖乳突筋）などに負担がかかってしまうからです。

前のつながり- 03

上半身の縮む動き

短くなるとアゴが上がり、首は前に引っ張られるよ

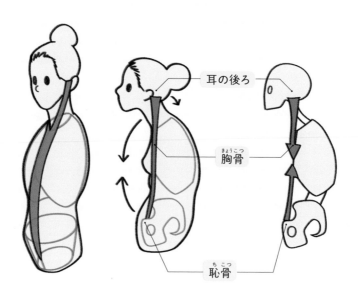

耳の後ろ

きょうこつ
胸骨

ちこつ
恥骨

解説

上半身の「前のつながり」が全て短くなると、耳の後ろが恥骨に向かって引っ張られます。すると、頭が前に出てアゴが上がり、背中が丸まるように体幹が折れ曲がります。イラストのように背中を丸めた姿勢は肋骨と骨盤の間のスペース（お腹）が圧迫されるため、内臓の働きを低下させる要因の一つになるので注意しましょう。

下 半 身

大腿四頭筋のうち大腿直筋がこのラインに含まれるよ

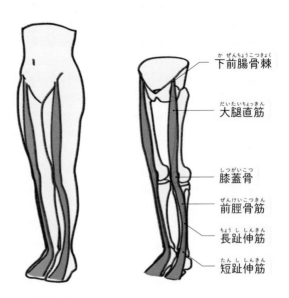

か ぜんちょうこつつきょく
下前腸骨棘

だいたいちょっきん
大腿直筋

しつがいこつ
膝蓋骨

ぜんけいこつきん
前脛骨筋

ちょうししんきん
長趾伸筋

たんししんきん
短趾伸筋

解 説

下半身の「前のつながり」は骨盤から前ももを通り、すね、足指（甲側）まで伸びています。大腿直筋は股関節やひざの動きに影響しやすく、ひざから下の筋肉は足首の動きに影響しやすいです。前もものストレッチは腰を反ると骨盤が前傾するのでストレッチ効果が半減します。腰を反らないように（骨盤が前傾しないように）伸ばしましょう。

補 足 大腿直筋の一部は股関節包に付着しています

前のつながり - 05

下半身の縮む動き

体幹や股関節の深層が働いていないと表層は動きづらいよ

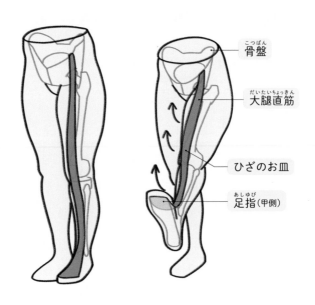

骨盤 (こつばん)

大腿直筋 (だいたいちょっきん)

ひざのお皿

足指 (あしゆび)(甲側)

解説

イラストのような動きは股関節や体幹の深層の筋肉が働いていない場合、「前のつながり」ばかりが酷使されて前ももが疲れやすくなります。そけい部や股関節の付け根の痛みは、このつながりの一部である大腿直筋や周辺の硬さが影響していることがあります。体幹部を意識して深層の筋肉を使う癖をつけることで、より負担なく脚が上がるようになります。

補足
大腿直筋は股関節を曲げる角度が10~30度の間でより活動します

全体が縮む動き

全身を折り曲げる方向に動かす時に使われているよ

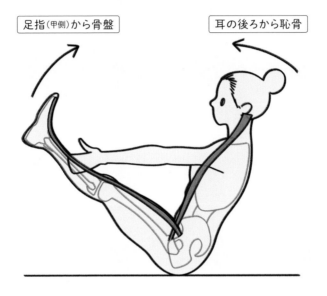

足指（甲側）から骨盤

耳の後ろから恥骨

解説

身体を折りたたむような動作の時に、「前のつながり」が全体的に使われています。「前のつながり」は素早い動きに対して使われることが多く、イラストのようなポーズを持続させるには深層の筋肉の働きが必要です。特に股関節を曲げる腸腰筋やその腸腰筋が働くための腹部の安定性などが大切です。

補足　股関節の角度が深くなると大腿直筋より腸腰筋の働きが大きくなる

全体が伸びる動き

身体を反る動作の時に伸びるつながりだよ

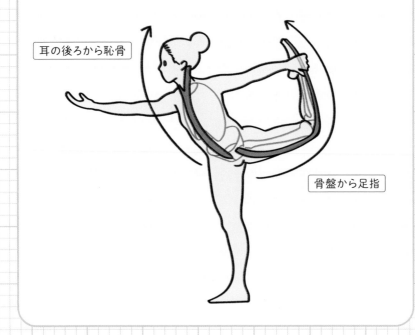

耳の後ろから恥骨

骨盤から足指

解説

上下の2つのつながりは全身を反った時に一つのラインとして
伸びています。このつながりは必要以上に身体を反りすぎない
ようにブレーキとしても働いています。特に立った状態からの後
屈（腰を後ろに反らす動き）などはこのラインがある程度強くないと
できません。「前のつながり」が反りをブレーキ（収縮）をしてく
れるおかげで、腰や首を痛めることなく後屈できます。

前のつながりと心理的状態

前のつながりには瞬発的な動きの筋肉が多いよ

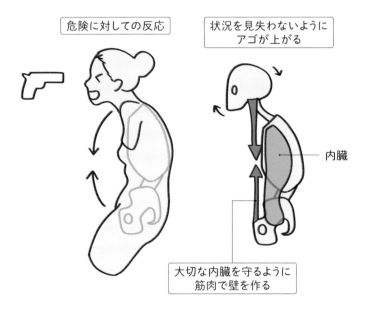

危険に対しての反応

状況を見失わないように
アゴが上がる

内臓

大切な内臓を守るように
筋肉で壁を作る

　「前のつながり」は身体の重要な器官（内臓）を守るような動きを
します。いわゆる防御の姿勢です。心と身体は密接に関係してい
るとよく言われますが、このつながりが短縮している姿勢の人は
もしかしたら心理的に安心できていない状態なのかもしれません。
身体を丸めているような姿勢を続けると、そのような心理状態にな
りやすい可能性があります。

第 2 章

後ろ

の つながり

後ろのつながり

身体が前に倒れないように後ろで支えてるよ

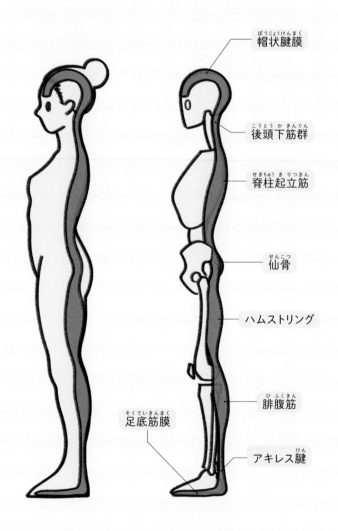

帽状腱膜 (ぼうじょうけんまく)

後頭下筋群 (こうとうか きんぐん)

脊柱起立筋 (せきちゅう き りつきん)

仙骨 (せんこつ)

ハムストリング

腓腹筋 (ひ ふくきん)

足底筋膜 (そくていきんまく)

アキレス腱 (けん)

解説

「後ろのつながり」は身体の背面にあります。このつながりはおでこから後頭部へ回りこみ、背骨に沿って下に向かいます。背骨の一番下にある仙骨からは左右に分かれて両足の後面を通り足裏まで伸びています。主な役割は身体が丸まるのを防ぎ、直立の姿勢を保つことです。前のつながりとともに前後のバランスをとります。

日常のヒント

このつながりは主に身体が丸まりすぎないように機能しており、猫背の人は脊柱起立筋（背筋を伸ばす筋肉）が上手く収縮できない傾向にあります。逆に身体を丸めることができない人（反り腰の人などは）はこの筋肉が短くなっていることが多いです。

より詳しく

このつながりの上部にある首の付け根と仙骨の緊張が取れると身体がリラックスしやすいです。副交感神経（リラックスのための神経）もちょうど、それらの付近に存在します。

後ろのつながり-02

上半身

坐骨結節からハムストリングへと続くよ

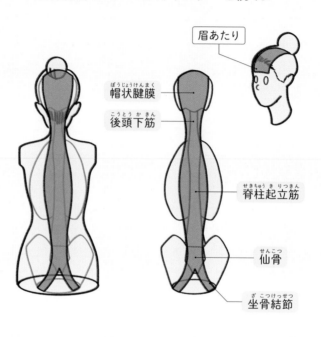

眉あたり

帽状腱膜（ぼうじょうけんまく）

後頭下筋（こうとうかきん）

脊柱起立筋（せきちゅうきりつきん）

仙骨（せんこつ）

坐骨結節（ざこつけっせつ）

解説

上半身では、このつながりは眉の上から頭を越えて、首の後ろと背中を通り仙骨まで向かっています。首の付け根には後頭下筋という細かい筋肉があり、この筋肉は目と連動していたり、脊柱起立筋のバランスコントロールをしていたりします。さらに後頭下筋の一部と仙骨は中枢神経を覆う硬膜との関係性があり、緩めることでリラックス効果があります。

補足 小後頭直筋（後頭下筋）が一部硬膜に付着しています

上半身の縮む動き

上半身を反るにはこれらのつながりが縮む必要があるよ

体幹は反り、骨盤は前傾する動き

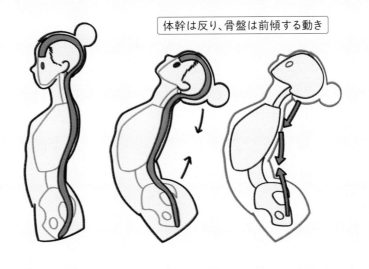

解説

上半身では、このつながりが収縮すると仰け反るような動作になります。逆に身体を丸めた状態（特にデスクワークなどで頭を前に出し、背中を丸めるなど）では、このつながりは常に伸長ストレスを受けているので首・背中・腰に張りを感じやすくなります。デスクワークの方は定期的に背伸びをすることで、ここを使ってあげましょう。

下半身

仙骨の靭帯は脊柱起立筋へ続くよ

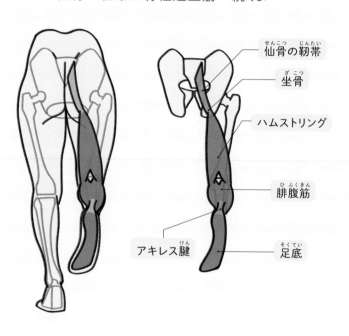

せんこつ じんたい
仙骨の靭帯

ざ こつ
坐骨

ハムストリング

ひ ふくきん
腓腹筋

けん
アキレス腱

そくてい
足底

解説

下半身では、仙骨から坐骨にかけて「後ろのつながり」の一部
である靭帯があります。その坐骨からハムストリングが下降して
いき、太もも・ふくらはぎの後面を通り最終的には足裏まで向か
います。前屈などのストレッチの際に骨盤を前傾させることで、
ハムストリングがまんべんなく伸びやすくなります。

補足　ハムストリング（半膜様筋）はひざの半月板に一部付着しています

後ろのつながり-05

下半身の縮む動き

立ち姿勢では、ひざが少しだけ曲がっているのが理想的だよ

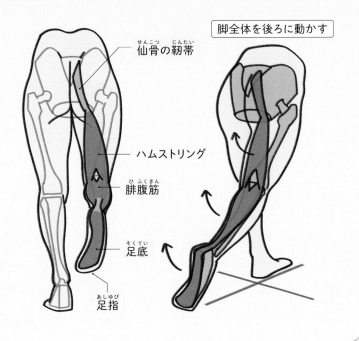

脚全体を後ろに動かす

仙骨の靭帯
ハムストリング
腓腹筋
足底
足指

解説

下半身では、このつながりが収縮すると脚が後ろに動き、ひざを曲げ、足首と足指をかかと方向に曲げます。イラストのような動作は他にもお尻（大でん筋）の筋肉が働かないとハムストリングだけに負荷がかかり、もも裏を攣ることが多いので、気をつけましょう。

全体が縮む動き

反る動作はお尻の筋肉もとても重要だよ

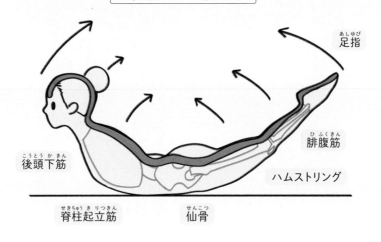

全身を反るような動きになる

足指（あしゆび）

後頭下筋（こうとうかきん）

腓腹筋（ひふくきん）

ハムストリング

脊柱起立筋（せきちゅうきりつきん）

仙骨（せんこつ）

解説

全身を反るような動きをする時に「後ろのつながり」は全体的に収縮します。全身を反る際に背中やもも裏が固まって動かないと、腰だけを過度に反ってしまい、腰を痛めるきっかけになりやすいです。全身を反る動作は腰だけでなく胸椎や股関節の可動性も重要です。特に胸椎は骨の構造上、反る動作が苦手なので徐々に慣らしていくと良いでしょう。

補足　反る動作では「前のつながり」が伸びてくれることも重要です

後ろのつながり - 07

全体が伸びる動き

このライン上の筋肉が固まっていると前屈がしにくくなるよ

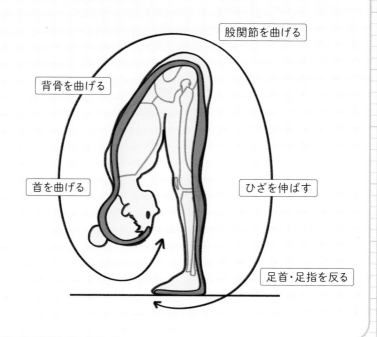

股関節を曲げる

背骨を曲げる

首を曲げる

ひざを伸ばす

足首・足指を反る

解説

前屈時に「後ろのつながり」は全体的に伸びています。前屈ができない人がもも裏やひざを集中的に伸ばすことは重要ですが、このつながり上の背中の筋肉や足裏を緩めてあげることも効果的です。前屈時には、次の章に出てくる「横のつながり」も深く関連しているので一緒にリリースすると良いでしょう。

COLUMN 02

後ろのつながりと足部

かかとに乗れないと前足に体重を乗せがちだよ

後ろのつながりが短縮すると、かかとを前に押し出す

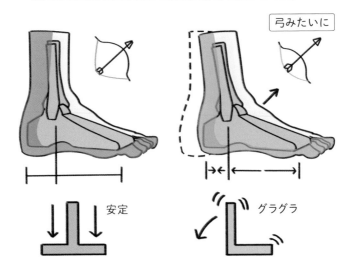

弓みたいに

安定

グラグラ

　アキレス腱からかかとを通り足裏に向かうつながりが短くなると、弓の弦のようにかかとを前に押す可能性があります。左側のイラストのように外くるぶしの下から小趾球までの長さと、かかとまでの長さが3：1もしくは4：1が理想的です。かかとが短くなると前足に体重を乗せがちになり、バランスを取るために骨盤やひざを前方に移動させることがあります。

34

第 3 章

横

のつながり

横のつながり

体幹の側屈や股関節外転にはすごく重要なつながり

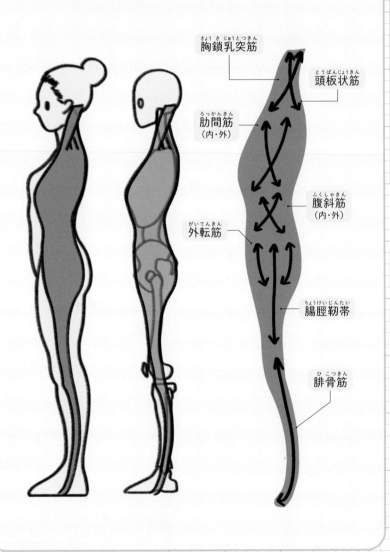

胸鎖乳突筋（きょうさにゅうとつきん）

頭板状筋（とうばんじょうきん）

肋間筋（ろっかんきん）（内・外）

腹斜筋（ふくしゃきん）（内・外）

外転筋（がいてんきん）

腸脛靭帯（ちょうけいじんたい）

腓骨筋（ひこつきん）

「横のつながり」は耳の後ろと後頭部からスタートし、身体の側面を覆うようにして足の外側アーチまで伸びています。上半身では各筋肉の方向がクロスしており細かい身体の動きをコントロールしています。下半身では骨盤から大転子（股関節の外側にある出っ張った骨）を覆いながら下降します。役割としては左右のバランスを安定させます。各筋肉がクロスしていることで、前後の細かいバランスもコントロールします。

この「横のつながり」の左右差を簡易的にチェックする方法は、懸垂バーにぶら下がってみることです。つながりが短くなっている側に伸びを強く感じるはずです。もしくは両手をあげて側屈する（上半身を真横に傾ける）だけでも判断できます。

「横のつながり」は肋骨と骨盤を側面から覆うように伸びているので、呼吸時の肋骨の動き、肋骨と骨盤の位置関係、骨盤の前後の傾きなどに影響しやすいです。

上半身

各部位の筋肉がクロスして、細かい動きを調整してるよ

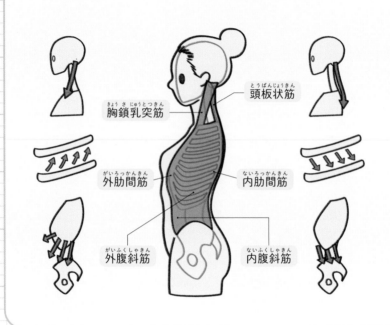

頭板状筋（とうばんじょうきん）

胸鎖乳突筋（きょうさにゅうとつきん）

外肋間筋（がいろっかんきん）

内肋間筋（ないろっかんきん）

外腹斜筋（がいふくしゃきん）

内腹斜筋（ないふくしゃきん）

解説

上半身では「横のつながり」は耳の後ろあたりからスタートします。一方は胸の方へ向かい、もう一方は背中に向かいます。肋骨では肋間筋という各肋骨の間にある筋肉を通ります。そして肋骨と骨盤の間では腹斜筋を通り骨盤に到着します。各部位で筋肉がクロスしているので、互いに筋肉の伸び縮みをコントロールし合う特徴があります。

横のつながり-03

上半身の縮む動き

肋骨の側面へ向かって頭と骨盤が近づく動きだよ

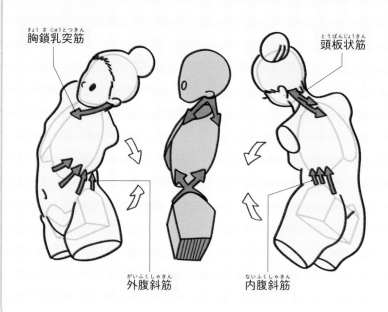

胸鎖乳突筋（きょうさにゅうとつきん）

頭板状筋（とうばんじょうきん）

外腹斜筋（がいふくしゃきん）

内腹斜筋（ないふくしゃきん）

解 説

側屈時は「横のつながり」が使われています。各筋肉は側屈以外にもひねりの働きがあります。身体の前側から見える筋肉は部位を反対側にひねり、後ろ側から見える筋肉は同側にひねります。例えば、左の胸鎖乳突筋は頭を右側にひねらせます。それに対して左の頭板状筋は頭を左にひねらせます。両方が同時に働くと側屈をします。

下半身

大転子を包むようにして下に伸びているよ

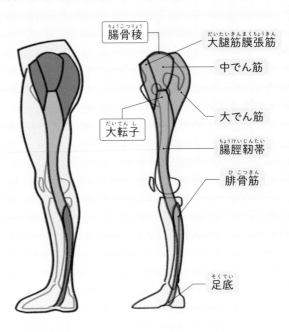

腸骨稜
だいたいきんまくちょうきん
大腿筋膜張筋
中でん筋
だいてんし
大転子
大でん筋
ちょうけいじんたい
腸脛靭帯
ひこつきん
腓骨筋
そくてい
足底

解説

下半身では骨盤からのみつ筋肉が大転子を包みながら腸脛靭帯という分厚い膜に合流してひざへ向かいます。ひざ下では腓骨筋を下り、足の外側アーチまで向かいます。腸脛靭帯の一部は奥深くに潜りこみ前ももともも裏を分ける仕切りのような膜に変化するので、硬くなりすぎると股関節の動かしやすさに影響します。

補足 ひざが外側にいかないように安定させる役割があります

横のつながり-05

下半身の縮む動き

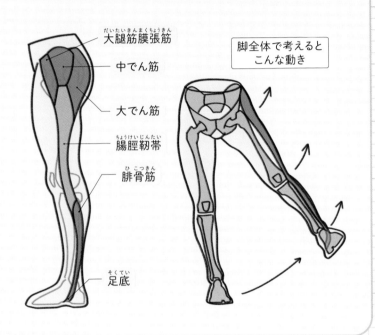

サイドプランクなどでも使われているつながりだよ

大腿筋膜張筋 (だいたいきんまくちょうきん)

中でん筋

大でん筋

腸脛靭帯 (ちょうけいじんたい)

腓骨筋 (ひこつきん)

足底 (そくてい)

脚全体で考えると
こんな動き

解説

「横のつながり」は脚全体を真横に上げる時に使われています。
3つの筋肉が股関節を外側に動かし、ひざ下では腓骨筋が働く
ことで足首を外側に返します。ちなみに脚を真横に上げる時の
股関節の一般的な可動域は45度くらいです。ですので実際は
45度以上に脚を真横に上げる時は股関節の外旋（外にひねる動
作）が必要になり、他のつながりの働きが関わってきます。

補足 片足立ちの時に骨盤を水平に保つ役割もあります

全体が縮む動き

体幹が安定していると、腕や脚が動かしやすいよ

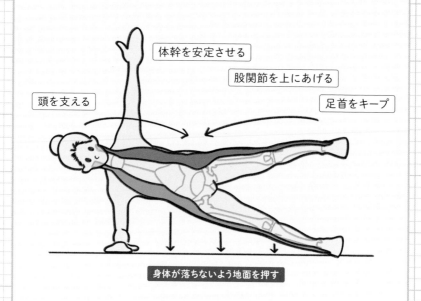

体幹を安定させる

股関節を上にあげる

頭を支える

足首をキープ

身体が落ちないよう地面を押す

解説

「横のつながり」はサイドプランクや側屈をする際に全体的に収縮しています。お尻が落ちないように下から支えている水色のラインと、上で頭・体幹・脚を持ち上げているピンクのラインです。前後のバランスのコントロールにも関わるのでイラストのポーズでグラグラする方は「横のつながり」が使えていない可能性があります。

補足　サイドプランクは肩関節に負担が大きいので徐々に慣らしましょう

横のつながり- **07**

全体が伸びる動き

ストレッチするなら各部位に分けた方がやりやすいよ

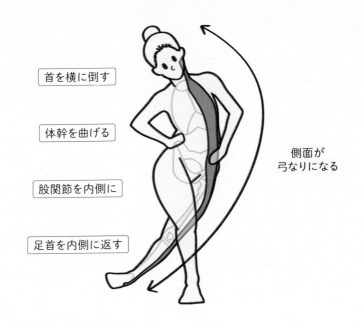

首を横に倒す

体幹を曲げる

股関節を内側に

足首を内側に返す

側面が
弓なりになる

解説

身体の側面が弓形になる時にこのつながりが伸びています。この動作をしなやかに行うためには主に、肋骨が側面で開くこと、肋骨と骨盤の間のスペースが広がること、股関節の側面が伸びることが大切になります。ストレッチをする際はイラストを真似せずに各部位を一個一個アプローチした方が安全です。首や足首は痛めやすい部分なので気をつけましょう。

COLUMN 03

太もものつながり

腸脛靭帯が硬くなるとひざの外側が痛くなりやすいよ

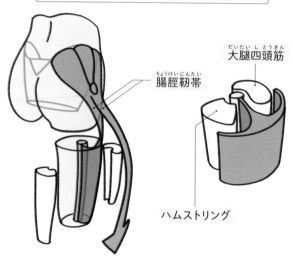

ハムストリングと大腿四頭筋を分ける膜になる

だいたいしとうきん
大腿四頭筋

ちょうけいじんたい
腸脛靭帯

ハムストリング

　太ももの側面にある腸脛靭帯の一部は、太ももを全体的に包む膜に接続しながら、筋肉を仕切る膜になります。これを筋間中隔（きんかんちゅうかく）と呼びます。この筋間中隔が固まってしまうと隣り合う筋肉の動きが悪くなります。そこを狙ってテニスボールなどで筋肉同士が分離するようなリリースをすると太もも全体の動きが良くなります。

補足 　腸脛靭帯は筋膜が肥厚（ひこう）してできた組織です

らせん

の つながり

らせんのつながり

2つのらせんが全身を包んでいて身体のひねり運動に関わるよ

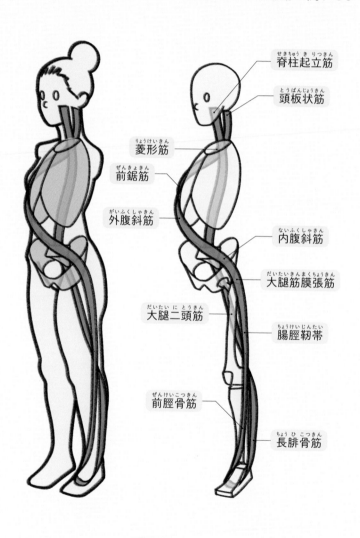

脊柱起立筋（せきちゅうきりつきん）

頭板状筋（とうばんじょうきん）

菱形筋（りょうけいきん）

前鋸筋（ぜんきょきん）

外腹斜筋（がいふくしゃきん）

内腹斜筋（ないふくしゃきん）

大腿筋膜張筋（だいたいきんまくちょうきん）

大腿二頭筋（だいたいにとうきん）

腸脛靭帯（ちょうけいじんたい）

前脛骨筋（ぜんけいこつきん）

長腓骨筋（ちょうひこつきん）

「らせんのつながり」は、身体全体を巻き付くように伸びており、身体の安定性を保つと同時に、各部位のひねり運動にも関わっています。また、深層部のねじれを調整する働きもあり、このつながりをリリースすると本来のねじれが表れることがあります。特に骨盤から下では、ひざの向きや足のアーチと密接な関係があり、脚のバランスを支える重要な役割を果たしています。

日常のヒント

ひざの痛みや脚のバランスを改善するには、特定の部位だけでなく、足裏から骨盤近辺までがつながっていることを考える必要があります（P.52,P.53）。この全体的な視点を持つことで根本的な改善につながります。身体全体のバランスや動きの連鎖に意識を向けてエクササイズを行いましょう。

より詳しく

各部位で引っ張り合う筋肉を理解すると、骨を本来の位置に戻しやすくなります。例えば菱形筋と前鋸筋はお互い肩甲骨を反対側に引っ張ります。どちらかが優勢だと肩甲骨の位置は本来のポジションからずれてしまいます。足首では前脛骨筋と長腓骨筋が同様な関係です（P.118）。

上半身

シートベルトのように上半身に巻き付いているよ

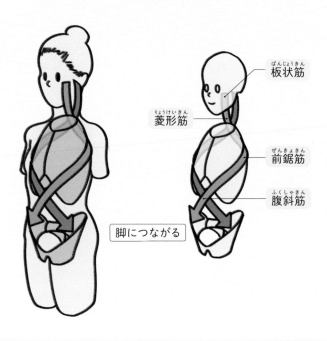

板状筋（ばんじょうきん）

菱形筋（りょうけいきん）

前鋸筋（ぜんきょきん）

腹斜筋（ふくしゃきん）

脚につながる

解説

上半身では片方の後頭部から始まり、反対側の肩甲骨の内側を経由して、お腹にシートベルトを締めるように反対側の骨盤に向かいます。猫背の人は板状筋と菱形筋が伸びている傾向があり、前鋸筋や腹斜筋は短くなりがちです。肩甲骨と首の動きを促すエクササイズと同時に、お腹のストレッチもおすすめです。

らせんのつながり-03

らせんのつながりの縮む動き

背骨の細かい筋肉が動かないと、この動作がしづらいよ

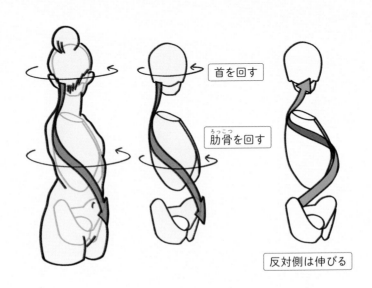

首を回す

肋骨を回す

反対側は伸びる

解説

上半身の「らせんのつながり」が縮むと、後ろを振り返るような動きになります。らせんのつながりは反対側にも存在し、そちらは伸びるような動きになります。片方が振り向きにくいのであれば、一方が短くなっている可能性があります。このつながり以外にも背骨についている細かい筋肉が身体をひねる働きをします。

補足　ひねる動作は脊柱起立筋の動きも非常に重要です

菱形筋と前鋸筋
りょうけいきん　ぜんきょきん

バランスが取れてないと肩甲骨のポジションが変化するよ

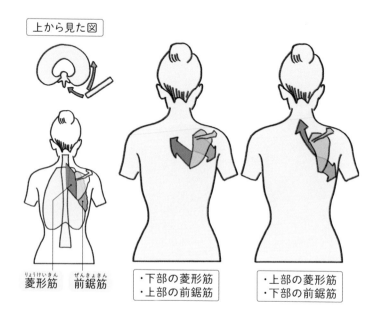

上から見た図

りょうけいきん　ぜんきょきん
菱形筋　前鋸筋

・下部の菱形筋
・上部の前鋸筋

・上部の菱形筋
・下部の前鋸筋

　肩甲骨の内側を通りお腹方向に向かう前鋸筋と、背骨方向に向かう菱形筋は互いに引っ張り合う関係性にあります。前鋸筋は肩甲骨を前に出し菱形筋は肩甲骨を後ろに引きます。肩甲骨は一番左のイラストのように内側の縁がほぼ垂直が理想的です。真ん中と右のイラストのように2つの筋肉が部分的に短くなると、肩甲骨をどちらかに回転させるように引っ張り、肩の動きや姿勢に影響します。

脚のらせんのつながり

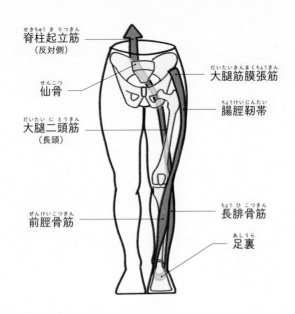

ひざの向きなどに影響することもあるよ

脊柱起立筋
（反対側）

仙骨
（せんこつ）

大腿二頭筋
（長頭）
（だいたいにとうきん）

前脛骨筋
（ぜんけいこつきん）

大腿筋膜張筋
（だいたいきんまくちょうきん）

腸脛靭帯
（ちょうけいじんたい）

長腓骨筋
（ちょうひこつきん）

足裏
（あしうら）

脊柱起立筋（せきちゅうきりつきん）

解 説

下半身では、つながりが骨盤から太ももの側面を通り、すねを経て足裏に向かいます。足裏をUターンした後は腓骨に沿って上に上がり、もも裏と仙骨につながります。馬に乗る際の足をかけるような鐙（あぶみ）を思い浮かべるとわかりやすいです。このつながりは、脚全体の安定や各部位の回旋を調整する役割があります。

脚のバランス①

イラストの状態は土踏まずが潰れがちだよ

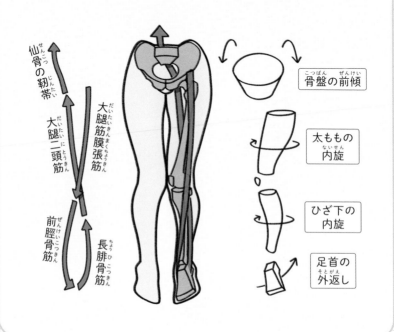

仙骨の靭帯

大腿筋膜張筋

大腿二頭筋

前脛骨筋

長腓骨筋

骨盤の前傾

太ももの内旋

ひざ下の内旋

足首の外返し

解説

「らせんのつながり」は、骨盤の前後から足裏を持ち上げるように伸びています。このつながりにより骨盤の傾きと足首が相互に影響します。中間のひざは上下の状態に応じてバランスをとるように内や外に向きます。上のイラストでは骨盤が前傾し、足の内側アーチが潰れ、中間のひざは内側に向いています。いわゆるX脚のような状態です。

補足

内旋=内にひねる　※上記のイラスト以外にもパターンが存在します

脚のバランス②

一般的には骨盤後傾はガニ股になりやすいよ

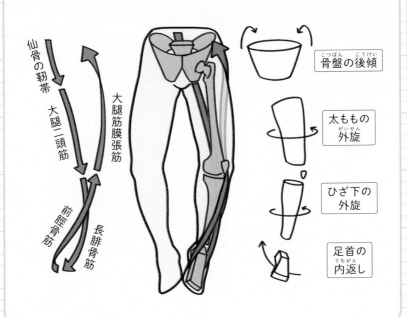

仙骨の靭帯

大腿二頭筋

大腿筋膜張筋

前脛骨筋

長腓骨筋

骨盤の後傾（こつばん こうけい）

太ももの外旋（がいせん）

ひざ下の外旋

足首の内返し（うちがえ）

解説

前のページとは逆に骨盤が後傾すると、足の外側に体重がのりやすくなり、中間のひざは外側を向きます。いわゆるO脚のような状態です。このような状態の時には、伸長ストレスのかかった太ももの外側を緩めることが大事ですが、脚を弓として捉えた時に弦の部分は内側の部分（深層のつながり）になるので、脚の内側の長さを出すようなリリースも必要です。

補足　外旋＝外にひねる　※上記のイラスト以外にもパターンが存在します

らせんのつながりが伸びる動き

上半身と下半身の動きとは別に考えるよ

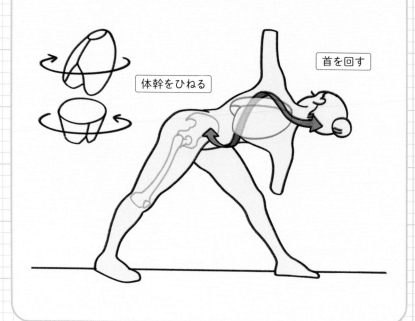

体幹をひねる

首を回す

解説

「らせんのつながり」は上半身と下半身が連動しますが、基本的には骨盤を基準として上下に分けて機能を考えることが妥当だと言われています。イラストのようなひねりポーズでは主に上半身でらせんが伸び、反対側のらせんは収縮しています。上半身をひねる動作は骨盤を固定しなければならないので、コアや下半身の強さが必要になります。

補足 身体をねじるポーズは内臓の働きを活性化すると言われています

深層

のつながり

深層のつながり

呼吸、姿勢、歩行などを深層からサポートしているよ

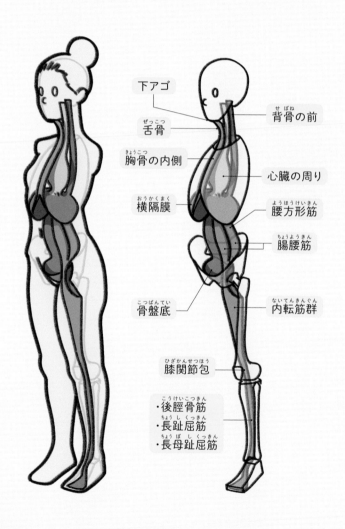

下アゴ

舌骨
（ぜっこつ）

胸骨の内側
（きょうこつ）

横隔膜
（おうかくまく）

骨盤底
（こつばんてい）

背骨の前
（せぼね）

心臓の周り

腰方形筋
（ようほうけいきん）

腸腰筋
（ちょうようきん）

内転筋群
（ないてんきんぐん）

膝関節包
（ひざかんせつほう）

・後脛骨筋
（こうけいこつきん）
・長趾屈筋
（ちょうしくっきん）
・長母趾屈筋
（ちょうぼしくっきん）

補足 色分けはわかりやすいようにしていますが実際は全てつながっています

解説

「深層のつながり」は、身体の中心を通る複雑なつながりです。はじめに頭蓋骨の底とアゴからスタートし、ノドの周り、肋骨の中を経て横隔膜に向かいます。横隔膜から2つの経路で股関節に出た後は、内転筋、ふくらはぎの深部を経由し最終的に足裏で終わります。このつながりは動作よりも身体を内側から支える役割が多く、緊張すると姿勢や呼吸に影響を与えます。

日常のヒント

このつながりは身体の内側の軸として捉えることもできます。足の内側から2本の支柱が骨盤底と横隔膜を経て合流し、下から頭を支えているようなイメージをすることで、お腹の中や肋骨の中のスペースの緊張がほぐれて姿勢がとりやすくなります。

より詳しく

このつながりは下半身では足の内側アーチを引き上げたり、「横のつながり」とともに脚の内側と外側のバランスをとる役割があります。上半身では姿勢を内側から支えるような役割が大きく、首や頭のバランスなどにも影響を与えています。

首 〜 横隔膜

頭を正しい位置に持っていくには横隔膜の動きが大事だよ

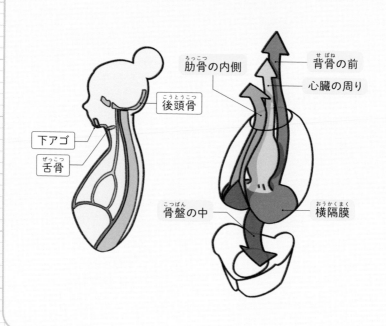

肋骨の内側

背骨の前

後頭骨

心臓の周り

下アゴ

舌骨

骨盤の中

横隔膜

解説

「深層のつながり」は、首から横隔膜まで3つのラインを通ります。イラスト上では側面の部分を省略していますが、実際は後頭骨と下アゴからノドを通り、肋骨の中を全体的に覆いながら横隔膜につながります。この3つのつながりを見ると、横隔膜が緊張することによって、いかに背骨の動きや肋骨の動きを制限し、頭の位置にも影響を及ぼす可能性があるかがわかります。

補足 水色のラインは肋骨内を全体的に覆います。イラストでは省略してます

横隔膜〜骨盤底

内転筋がお腹のスペースを広げる重要な役割をしているよ

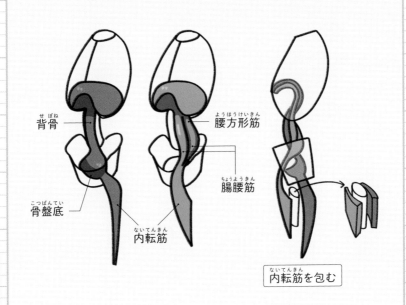

背骨（せぼね）

腰方形筋（ようほうけいきん）

腸腰筋（ちょうようきん）

骨盤底（こつばんてい）

内転筋（ないてんきん）

内転筋を包む（ないてんきん）

解説

横隔膜から下には2つのつながりの経路があります。一つは背骨の前を下降して骨盤底まで向かうライン、もう一つは股関節の筋肉を通るラインです。これらのつながりは骨盤底とそけい部から骨盤を挟むようにして股関節に向かいます。横隔膜は呼吸の筋肉であり、骨盤底とともに腹圧に影響を与えます。そして股関節の腸腰筋ともつながるので歩行にも重要です。

股関節まわり

背骨の前のスペースを広げるのに重要なつながりだよ

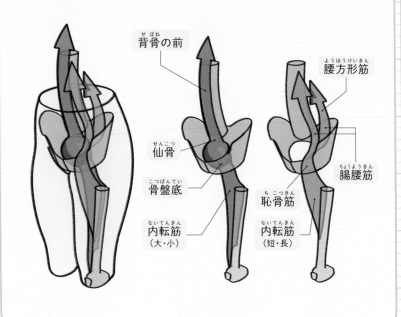

背骨の前（せぼね）

仙骨（せんこつ）

骨盤底（こつばんてい）

内転筋（ないてんきん）（大・小）

腰方形筋（ようほうけいきん）

腸腰筋（ちょうようきん）

恥骨筋（ちこつきん）

内転筋（ないてんきん）（短・長）

解説

股関節には、骨盤底から太ももへ向かうラインと、そけい部を
経て太ももへ向かうラインがあります。これらの2つのラインは、
前と後ろで内転筋を包むようにしてひざの裏まで伸びます。そ
れらの2つの内転筋や骨盤底付近を緩めることで、つながりが
上方に伸びやすくなり、背骨やお腹の中のスペースを長く保つ
ことができ、姿勢を背筋に頼らずに楽に保てます。

補足 背骨の前＝前縦靭帯（ぜんじゅうじんたい）（背骨の前を覆う靭帯）

骨盤〜足裏

脚の内と外のバランスには重要なつながりだよ

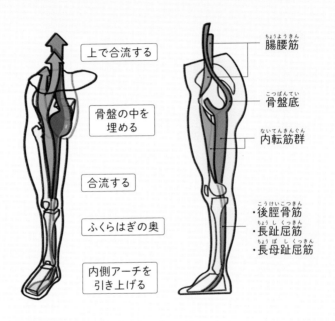

- 上で合流する
- 骨盤の中を埋める
- 合流する
- ふくらはぎの奥
- 内側アーチを引き上げる

腸腰筋（ちょうようきん）

骨盤底（こつばんてい）

内転筋群（ないてんきんぐん）

・後脛骨筋（こうけいこつきん）
・長趾屈筋（ちょうしくっきん）
・長母趾屈筋（ちょうぼしくっきん）

解説

「深層のつながり」は骨盤の2方向から内転筋を包み、ひざ裏に向かいます。その後ふくらはぎの深部を通り、土踏まずの中に潜り込むようして足裏で終わります。このつながりは「横のつながり」とともに脚の内外のバランスをとっています。ふくらはぎの深部の筋肉が内側アーチを引き上げる役割がありますが、アーチが潰れてしまうと骨盤へ向かう上方への伸びが阻害されやすいです。

お腹の内側

深層のラインは内臓とつながりがあるよ

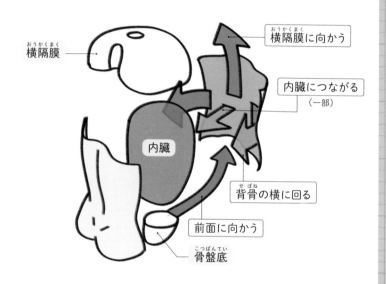

横隔膜（おうかくまく）

横隔膜（おうかくまく）に向かう

内臓につながる（一部）

内臓

背骨（せぼね）の横に回る

前面に向かう

骨盤底（こつばんてい）

　深層のつながりはお腹全体を包むように伸びています。上に横隔膜、下に骨盤底があり、側面をぐるっと回りながら背骨に向かいます。おへそからは肝臓や膀胱などとつながり、肝臓は横隔膜に、膀胱は骨盤底につながります。そして横隔膜は他の臓器ともつながります。お腹の中は本書に出てくるつながり以外にも多くの膜があり、お腹（内臓）の状態は「姿勢や動作」に関しても非常に重要です。

第 ⑥ 章

運動

のつながり

３つの運動のつながり

体幹を経由して腕と脚を結ぶつながりだよ

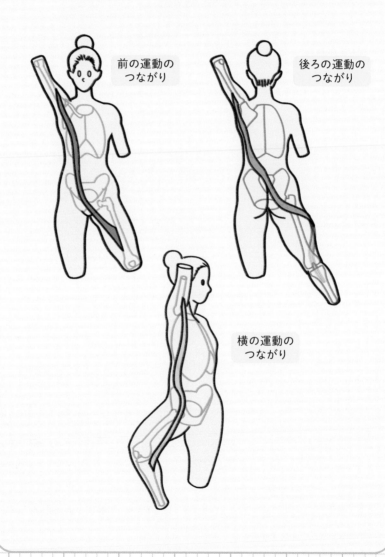

前の運動の
つながり

後ろの運動の
つながり

横の運動の
つながり

解　説

身体には主にスポーツで使われる3つのつながりがあります。
この3つは、他のつながりと連結して様々な動作に働きます。
前面と背面にはそれぞれ身体を対角に走るつながりがあり、テ
ニスのサーブや、ゴルフのスイング時などに四肢と体幹を一体
化させて、力強い動作を可能にします。側面にあるつながりは
懸垂や水泳など足が地面につかずに腕を動かす時、体幹を安
定させる役割があります。

日常のヒント

運動をする時に、肩や肘を痛めやすい人は、「腕のつながり」と
「運動のつながり」の一体化が上手くできていないことが多い
のです。大きな力を作り出すためには、この「運動のつながり」
と腕が連動していることを頭に入れておきましょう。

より詳しく

「運動のつながり」自体は、他のつながりに比べて姿勢に影響
を与えることが少ないと言われています。ただし個々の筋肉は
姿勢に影響を与えていますので、この章より前に紹介したつな
がりと合わせて総合的にストレッチやエクササイズなどをすると
良いでしょう。

前 の 運 動 の つ な が り

スポーツや運動でよく使われるつながりだよ

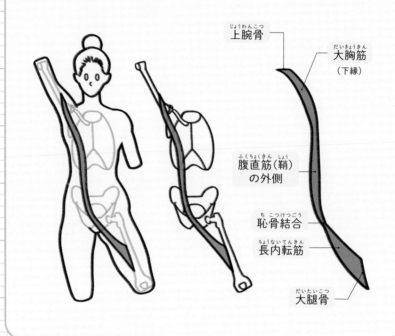

上腕骨（じょうわんこつ）

大胸筋（だいきょうきん）
（下縁）

腹直筋（鞘）（ふくちょくきん しょう）
の外側

恥骨結合（ち こつけつごう）

長内転筋（ちょうないてんきん）

大腿骨（だいたいこつ）

解 説

身体の前面では腕から反対側の太ももにかけて斜めにつながりが走っています。大胸筋から腹直筋の外側を通り、恥骨を経由した後に内ももにある長内転筋という筋肉につながります。このつながりが働くと対角にある腕と脚を近づける動きになります。野球のボールを投げるような動作では、このつながりを通って体幹の力を腕に伝達します。

補 足　腹直筋鞘＝腹直筋を包む膜

後ろの運動のつながり

「前の運動のつながり」とセットで働いているよ

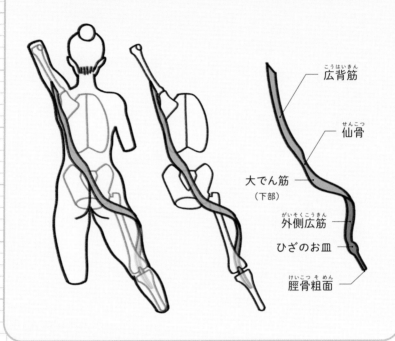

広背筋
こうはいきん

仙骨
せんこつ

大でん筋
（下部）

外側広筋
がいそくこうきん

ひざのお皿

脛骨粗面
けいこつ そ めん

解説

身体の背面にも腕から反対側の脚にかけて斜めに伸びるつながりがあります。背中側で広背筋、仙骨を通り抜け、反対側のお尻につながり、太ももを回り込むようにして、ひざの下までつながっています。このつながりが働くと背面で腕と反対側の脚を近づけます。前と後ろは常にセットで働いており、どちらかが硬くなると反対側のつながりも動きづらくなります。

補足　外側広筋＝大腿四頭筋の外側の部分

前の運動のつながりが伸びる動き

テニスやバレーの動きで伸びているよ

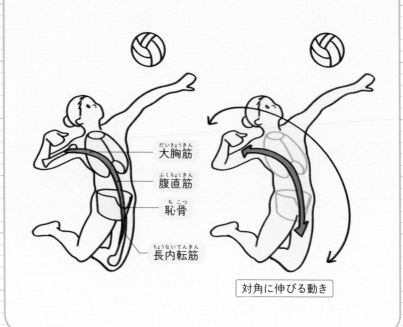

だいきょうきん
大胸筋

ふくちょくきん
腹直筋

ち こ つ
恥骨

ちょうないてんきん
長内転筋

対角に伸びる動き

解説

「前の運動のつながり」は、バレーのスパイク時や、テニスのサーブを打つ直前に腕と反対側の脚が離れる時に伸びています。この伸び（しなり）があるおかげで体幹の力を腕に伝えることができます。釣竿が適度にしなることで手元の力を竿先に伝えて、ルアーを遠くに飛ばせるといったイメージをするとわかりやすいです。この時に「前のつながり」も動きに貢献しています。

運動のつながり-05

前の運動のつながりが縮む動き

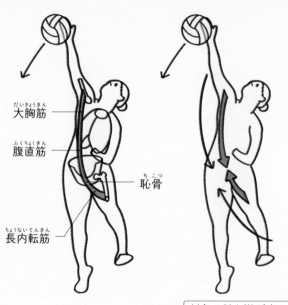

腕を振り下ろす角度によって通るラインが違うよ

大胸筋（だいきょうきん）

腹直筋（ふくちょくきん）

恥骨（ちこつ）

長内転筋（ちょうないてんきん）

対角の腕と脚が寄る

解説

「前の運動のつながり」は、腕と反対側の脚を近づけるようにして縮みます。前のページのように身体を反らせて力を溜め、その「しなり」が戻る時に強い動作が可能になります。腕の動きで大きな力を出すには体幹の意識が大切です。このつながりは対角のみではなく、腕を振り下ろす方向が垂直に近い時は「前のつながり」、水平に近い時は「らせんのつながり」と接続します。

後ろの運動のつながりが伸びる動き

ゴルフのバックスイングなどの時に伸びているよ

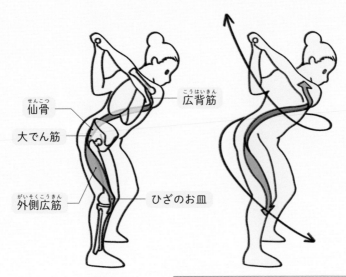

仙骨（せんこつ）

大でん筋

外側広筋（がいそくこうきん）

広背筋（こうはいきん）

ひざのお皿

腕と脚を含めた全身のねじれの動き

解説

「後ろの運動のつながり」は、腕から身体の背面を通り反対側のひざについています。ゴルフのバックスイング時などは、このつながりが身体に巻き付くようにして伸びています。右打ちの場合、左腕から右ひざが伸びて力を溜める役割があるので、右ひざが体幹につられて外側に動いてしまうと、このつながりの伸び（張力）が弱くなってしまい、打つ力が弱くなりやすいです。

補足 らせんのつながりも同時に強く働いています

後ろの運動のつながりが縮む動き

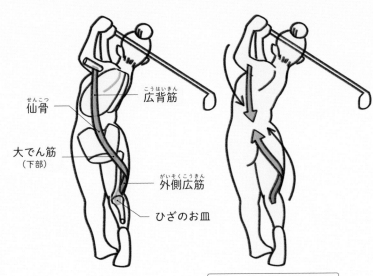

らせんのつながりと一緒に動いてるよ

広背筋（こうはいきん）

仙骨（せんこつ）

大でん筋（下部）

外側広筋（がいそくこうきん）

ひざのお皿

背面で腕と脚を近づける

解説

「後ろの運動のつながり」は、身体の背面で腕と反対側の脚が近づく時に縮んでいます。ゴルフなどでは、「前の運動のつながり」同様につながりが力（張力）を溜めた後に、広背筋と大でん筋が大きな力を発揮しながらスイングをします。ひねるような動作だけでなく、うつ伏せに寝て対角にある腕と脚を床から持ち上げるような動作でもこのつながりが働いています。

補足　後ろのつながりも働いています

横の運動のつながり

懸垂などのぶら下がる動作に使われてるよ

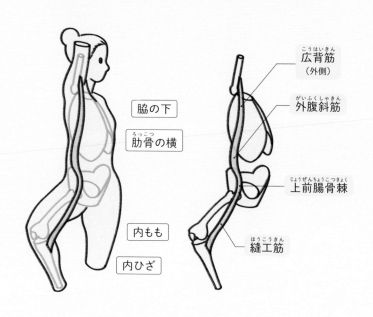

脇の下

肋骨の横 (ろっこつ)

内もも

内ひざ

広背筋 (こうはいきん) （外側）

外腹斜筋 (がいふくしゃきん)

上前腸骨棘 (じょうぜんちょうこつきょく)

縫工筋 (ほうこうきん)

解説

身体の側面では、脇の下から肋骨、骨盤、内もものつながりがあります。このつながりは懸垂など、足が地面についていない時に体幹を安定させる役割があります。水泳などで腕を動かす時にもこのつながりが使われています。腕を上げて身体を横に倒すストレッチを行うことで脇の下や肋骨の側面に伸び感が得られます。

補足 持ち手が動くようなラットプルダウンなどでも働いています

横の運動のつながりの動き

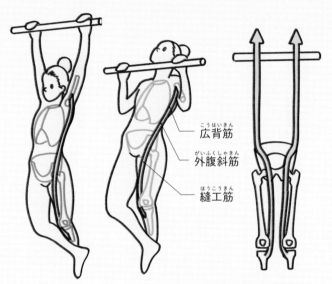

水泳のクロールなどでも働いているよ

広背筋（こうはいきん）

外腹斜筋（がいふくしゃきん）

縫工筋（ほうこうきん）

足が地面についていない時などの腕の動きに関わる

解説

「横の運動のつながり」は、何かにぶら下がる時に体幹を安定させています。筋肉自体は主に広背筋が働いていて、体操競技の吊り輪などの持ち手が固定されてない状態で腕を引いたり、水泳のクロール時に手を後ろに引くような動作の時にもよく働いています。ぶら下がる時に腕の筋肉だけでなく、このつながりが体幹と下半身を支えています。

体幹と腕のつながり

このつながりとともに前鋸筋(ぜんきょきん)もとても大事だよ

各ページを参照してね

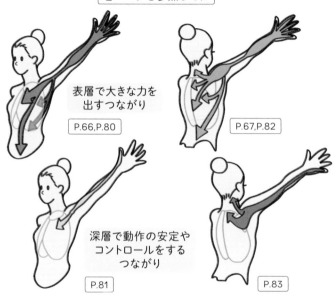

表層で大きな力を
出すつながり

P.66,P.80

P.67,P.82

深層で動作の安定や
コントロールをする
つながり

P.81

P.83

　腕を頻繁に使うテニスや野球などのスポーツでは、体幹の力を腕に効率よく伝えることが大事です。前と後ろにある「運動のつながり」は、表層にある「腕のつながり」と一体化することで大きな力を出せます。深層にある「腕のつながり」は肩の動きを安定させて、表層の動きをサポートする役割があります。表層、深層の両方をバランスよく動かすことが大切です。

第 7 章

腕

のつながり

４つの腕のつながり

全ての腕の動作はこの4本が働いているよ

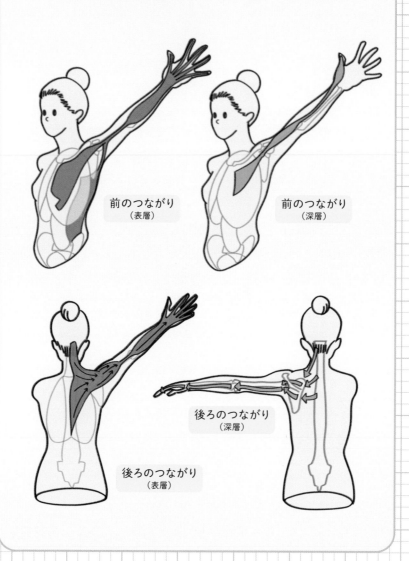

前のつながり
（表層）

前のつながり
（深層）

後ろのつながり
（深層）

後ろのつながり
（表層）

解 説

腕には体幹から指先にかけて4つのつながりがあります。前側に2本、後ろ側に2本です。前後のラインはそれぞれ表層と深層に分かれます。表層では比較的大きな筋肉を通り、運動のつながりとも連結するので大きい動作に関わります。深層では腕や肩の動きを微調整するような筋肉が多く、細かい動きに関わります。

日 常 の ヒ ン ト

本来は頭の重さを支えているのは体幹や下半身であり、腕自体は体幹にぶら下がる部分なので姿勢に関係ないと思われがちです。しかしデスクワークや腕や肩を酷使することで、腕のつながりが頭の位置を引っ張る可能性があります。ストレッチやヨガなどで肩だけでなく腕にも意識を向けてあげると良いでしょう。

よ り 詳 し く

この4つのつながりを理解するには鳥の翼をイメージすると良いでしょう。（P.84で後述）鳥のように手の平を下にして横に広げてください。①「前のつながりの表層」は空気をつかむ翼の下面②「後ろのつながりの表層」は空に向いてる翼の上面。③「前のつながりの深層」は空気抵抗を変える翼の前縁。④「後ろのつながりの深層」は後縁という形です。

腕の前のつながり（全体）

腕が硬くなると肋骨などの動きに影響が出やすいよ

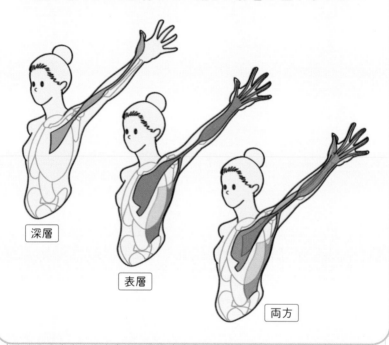

深層

表層

両方

解説

「腕の前のつながり」は表層と深層に分けられます。表層では
肋骨を前後から覆うように大きな筋肉が肩に伸びています。深
層では胸から肩甲骨の一部に伸びています。上腕では「表層
のつながり」が骨の近くを通り「深層のつながり」が筋肉を通り
ます。そして前腕で逆の関係性になります。表層は大きい動き、
深層は細かい動きに関わることが多いです。両方を使って物を
握る動作をします。

腕の後ろのつながり（全体）

表層と深層のバランスが大事だよ

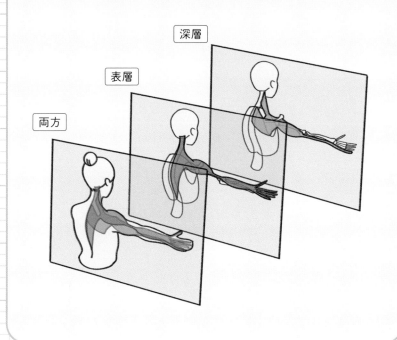

深層

表層

両方

解説

「腕の後ろのつながり」も表層と深層に分けられます。表層では背中から三角筋につながり、深層では背骨から肩甲骨を覆うようにして腕に向かいます。前のページ同様に表層は大きい動き、深層は細かい動きに関わります。全体的な動きとしては腕を身体の後ろに動かす時に使われています。P.138で詳しく説明しますが、「腕のつながり」は筋肉と骨を通る割合が部位によって交互します。

腕の前のつながり（表層）

大胸筋と広背筋は両方とも肩の内旋筋だよ

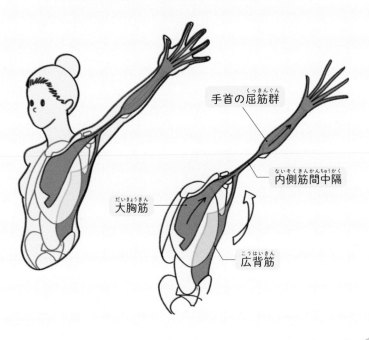

手首の屈筋群

内側筋間中隔

大胸筋

広背筋

解説

「腕の前のつながり（表層）」は胸と背中から肋骨を挟むようにして脇の下で合流します。その後、上腕の筋肉と筋肉の間を通り抜けて手を握る筋肉（手首の屈筋群）につながります。体幹では大胸筋と広背筋が「運動のつながり」と連結しており、テニスのサーブや水泳のクロールをする時などに体幹の力をこのつながりを通して手の平まで伝えています。

補足 内側筋間中隔＝筋肉同士の間 手首の屈筋群＝手首を曲げる筋肉

腕のつながり - **05**

腕の前のつながり（深層）

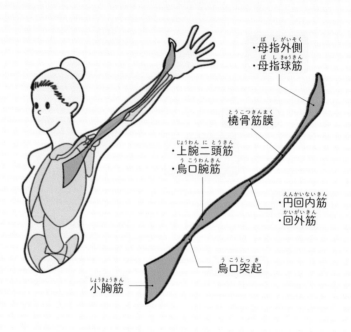

小胸筋はさらに鎖骨下筋と筋膜的に接続しているよ

- 母指外側（ぼしがいそく）
- 母指球筋（ぼしきゅうきん）

橈骨筋膜（とうこつきんまく）

- 上腕二頭筋（じょうわんにとうきん）
- 烏口腕筋（うこうわんきん）

- 円回内筋（えんかいないきん）
- 回外筋（かいがいきん）

烏口突起（うこうとっき）

小胸筋（しょうきょうきん）

解説

「腕の前のつながり（深層）」は大胸筋の奥から始まり、肩甲骨の一部（烏口突起）を経由して力こぶの筋肉に向かいます。肘からは骨に沿って親指まで伸びます。小胸筋は鎖骨にも膜が連続しており、肋骨と鎖骨あたりから肩の動きをサポートしています。特に親指のコントロールなどにも関わっており、親指をよく使うセラピストなどはこのつながりが短くなりやすいです。

補足　烏口突起＝前側から見える肩甲骨の出っ張った部分

腕の後ろのつながり（表層）

空に向かって両手を広げるような動作をするよ

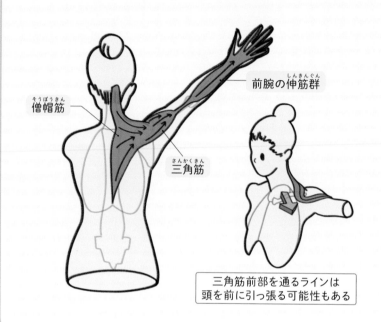

前腕の伸筋群（しんきんぐん）

僧帽筋（そうぼうきん）

三角筋（さんかくきん）

三角筋前部を通るラインは
頭を前に引っ張る可能性もある

解説

「腕の後ろのつながり（表層）」は後頭部から背骨に沿って幅広く
スタートします。肩で三角筋を通り、上腕の外側で筋肉と筋肉
の間を経由し、手首を反る前腕の筋肉まで伸びています。この
つながりはテニスのバックハンドや、物を持つ時に働いていま
す。腕が硬くなると、このつながりを通して緊張が肩や首に連
鎖しやすいです。特に僧帽筋は肩凝りで有名な筋肉です。

補足　前腕の伸筋群＝手首を反る筋肉

腕の後ろのつながり（深層）

肩甲挙筋から頭部の小さい筋肉につながるよ

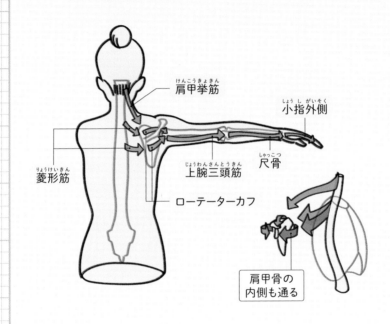

肩甲挙筋（けんこうきょきん）

小指外側（しょうしがいそく）

菱形筋（りょうけいきん）

上腕三頭筋（じょうわんさんとうきん）

尺骨（しゃっこつ）

ローテーターカフ

肩甲骨の内側も通る

解説

「腕の後ろのつながり（深層）」は背骨から肩甲骨に向かってスタートします。肩甲骨と肩の関節を全体的に覆うようにして上腕三頭筋に向かい、前腕の骨を経由して小指の外側で終わります。水平チョップのような動きは、このつながりが一体化することで関節を安定させます。四つん這いの時にも「腕の前のつながり（深層）」とともに腕が左右にぶれないように安定させます。

補足　頭部の小さい筋肉＝外側頭直筋

腕のつながりの覚え方

鳥の解剖学とは違うけど、覚えるのに便利だよ

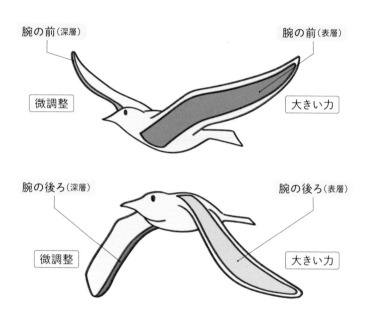

腕の前（深層）

腕の前（表層）

微調整

大きい力

腕の後ろ（深層）

腕の後ろ（表層）

微調整

大きい力

　４本の「腕のつながり」は体幹から指先にかけて全ての面をカバーしています。位置と機能を覚えるのに鳥をイメージするとわかりやすいです。表層の２つは羽ばたく時に大きな力を必要とします。深層の２つは空気抵抗などの細かいコントロールをします。親指と小指が深層につながり、他の指は（小指、親指を含む）表層につながると理解すれば覚えやすいです。

骨盤・股関節

の つながり

骨盤まわり

骨盤のバランスには股関節の筋肉が多く関わっているよ

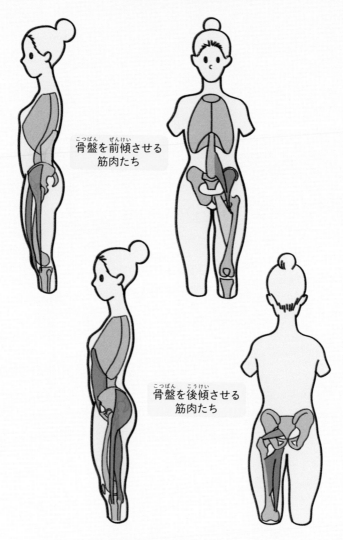

骨盤を前傾させる
筋肉たち

骨盤を後傾させる
筋肉たち

解説

骨盤は上半身と下半身をつなぐ位置にあります。上には背骨、下には股関節があります。ゆえに多くの動作に関わり、姿勢に関しても非常に重要な部位です。ですが体幹や股関節の筋肉が固まることで骨盤のバランスが崩れてしまいます。骨盤は内臓を下から支える役割もあり、内臓を包む膜が緊張していることでも影響を受けています。

日常のヒント

骨盤の前傾や後傾を改善するには全身を総合的に見ていくことが重要です。一般的には、どの筋肉を緩めるかの判断は、その筋肉が股関節に対して骨盤の前側を通るのか、後ろ側を通るのかで変わります。前側の筋肉は骨盤を前傾させやすく、後ろ側は後傾させやすいです。

より詳しく

姿勢の悪い方は骨盤を寝かせて座ることが多いですが、身体に負担のない座り姿勢は、骨盤の坐骨という部分に身体を乗せることです。坐骨に座ると自然とお腹の中のスペースが広がり、腹圧が入りやすく、自然と軸を感じられる姿勢になります。デスクワークなどで首や背中がつらい方は是非試してください。

骨盤の前傾①

骨盤の過度な前傾は腰の負担になりやすいよ

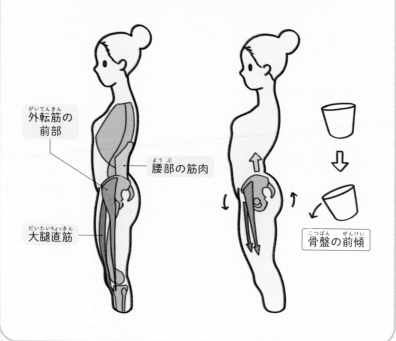

外転筋の前部（がいてんきん）

腰部の筋肉（ようぶ）

大腿直筋（だいたいちょっきん）

骨盤の前傾（こつばん ぜんけい）

解説

身体を横から見た時に、股関節より前側を通る筋肉は骨盤を前傾させます。主に前ももの筋肉や骨盤の側面を通る筋肉（前部に位置する部分）です。腰が緊張することでも骨盤の前傾が起こります。骨盤前傾は背骨のカーブを強め、肋骨が開きやすくなります。その状態を改善するには股関節の前側を緩め、腹圧を高めるようなエクササイズがおすすめです。

補足　外転筋（股関節の）＝脚を横に上げる筋肉

骨盤の前傾②

そけい部付近は骨盤を前傾させる筋肉が多いよ

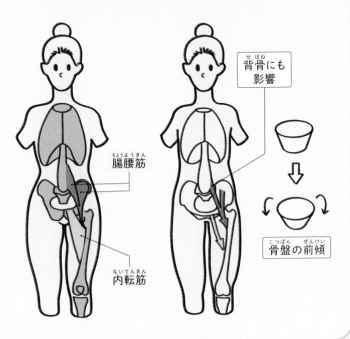

腸腰筋

内転筋

背骨にも影響

骨盤の前傾

解説

身体を前から見ると、骨盤の中と背骨から腸腰筋（股関節を曲げる筋肉）が股関節についています。この筋肉が短くなると骨盤と背骨を前に引っ張り、骨盤前傾や反り腰になりやすいです。恥骨には内転筋がつき、同様に骨盤を前に引っ張ります。前のページは主に表層にある筋肉ですが、腸腰筋は深層の筋肉です。その二つの層を頭に入れておくことでストレッチの使い分けができます。

骨盤の後傾①

骨盤が後傾すると背中が丸まりやすいよ

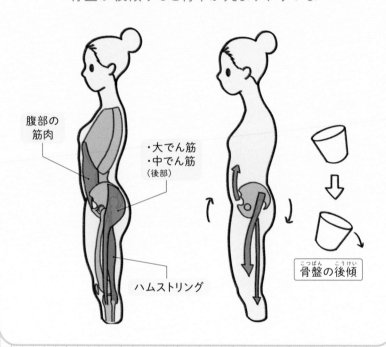

腹部の
筋肉

・大でん筋
・中でん筋
（後部）

ハムストリング

こつばん　こうけい
骨盤の後傾

解説

身体を横から見た時に、股関節の後ろ側を通る筋肉は骨盤を
後傾させます。ハムストリングは「後ろのつながり」の坐骨と仙
骨を下に引っ張り、骨盤の後傾や腰のカーブの減少に関わりま
す。前側では腹部が恥骨を上に向かって引っ張ります。骨盤を
寝かせて長時間座っているとイラスト上の筋肉が短くなりやすい
です。

補足　ざ こつ
坐骨＝骨盤の一番下にある座面と接する部分

骨盤の後傾②

骨盤が後傾するとお尻の位置も下がるよ

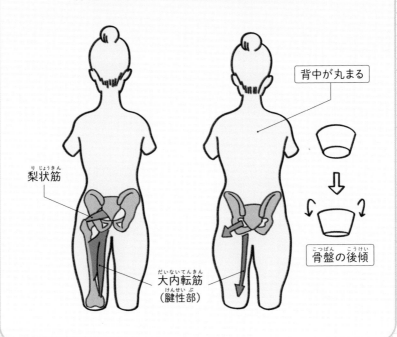

背中が丸まる

梨状筋
（り じょうきん）

大内転筋
（だいないてんきん）
（腱性部）
（けんせい ぶ）

骨盤の後傾
（こつばん こうけい）

解説

お尻の奥には梨状筋などの股関節のインナーマッスルがあります。これらの筋肉が硬くなると股関節の動きが悪くなり、骨盤を前傾方向に動かしにくくなります。そして骨盤の底から伸びている一部の内転筋も骨盤後傾に関わります。骨盤の傾きは骨盤まわり全ての組織が大事なので、最終的には全体的にストレッチするのが効果的です。

骨盤の前傾と前方シフト

普段の立ち姿勢では、両方とも腰に負担がかかっているよ

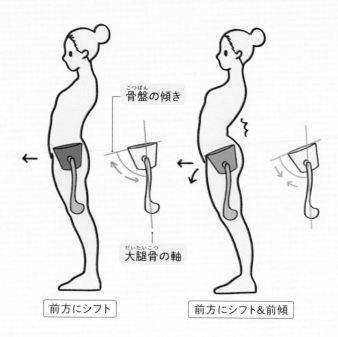

骨盤の傾き

大腿骨の軸

前方にシフト

前方にシフト&前傾

解 説

骨盤の動きには前傾と前方シフトがあります。前傾は骨盤が前に傾くことを指し、前方シフトは他の部位に対して骨盤が前方に移動することを指します。ダンスなどで骨盤を前方シフトにさせるには股関節の付け根が伸びなければなりません。骨盤前傾で股関節の付け根が短くなっている場合、前方にシフトする際に付け根が伸びない分、腰で動きをカバーするので腰を痛めやすいです。

内転筋のつながり

脚から内側を通る軸はここを通るよ

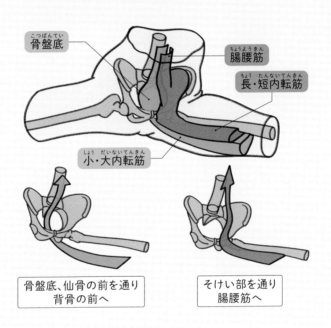

骨盤底（こつばんてい）

腸腰筋（ちょうようきん）

長・短内転筋（ちょう・たんないてんきん）

小・大内転筋（しょう・だいないてんきん）

骨盤底、仙骨の前を通り背骨の前へ

そけい部を通り腸腰筋へ

解説

股関節から骨盤にかけて、そけい部と骨盤底を経由する2つのつながりがあります。そけい部を通るラインは骨盤の前傾に影響し、骨盤底を通るラインは太ももの後面にあるハムストリングと関連が強く、骨盤後傾に影響します。足裏からの内側の軸がこの2つのラインを通ることで、骨盤が内側から安定し、脚の外側を緊張させずに立つ感覚が得やすいです。

太ももの筋膜の区画

仕切る膜をリリースすると各筋肉が動きやすくなるよ

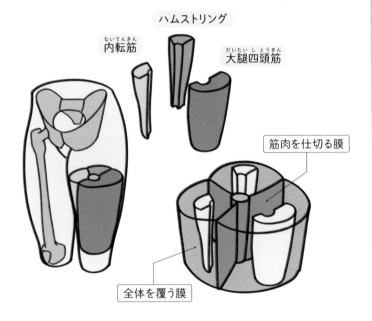

ハムストリング

内転筋
（ないてんきん）

大腿四頭筋
（だいたいしとうきん）

筋肉を仕切る膜

全体を覆う膜

　太ももには、全体を覆う膜が骨に向かって伸びており、各筋肉グループを3つに分ける膜に変化します。各グループの区分けは、①股関節を曲げ、ひざを伸ばす大腿四頭筋。②股関節を伸ばし、ひざを曲げるハムストリング。③そして脚を内側に寄せる内転筋です。それらは全てつながっており、ストレッチなどで一つの部位だけを伸ばすより、全体的に伸ばす方が良いことがわかります。

第 9 章

お腹

の つながり

腹筋について

色々な角度に筋肉が走っているよ

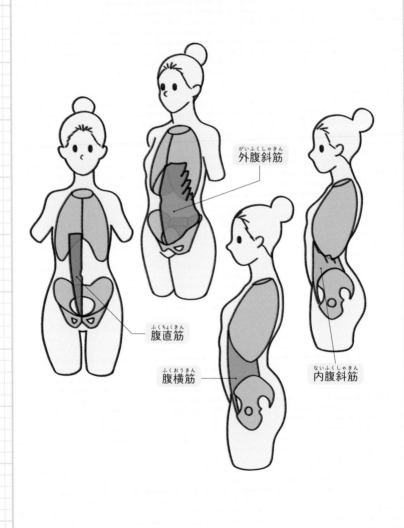

がいふくしゃきん
外腹斜筋

ふくちょくきん
腹直筋

ふくおうきん
腹横筋

ないふくしゃきん
内腹斜筋

解 説

お腹は4つの筋肉がミルフィーユのように層になっています。表層から深層の順に外腹斜筋、内腹斜筋、腹横筋の3層があり、それらの層がシックスパックの筋肉（腹直筋）を左右から包むようにして構成されています。基本的には、筋肉は表層に行くほど身体を大きく動かす役割が多くなり、深層では身体を安定させる割合が多くなります。

日常のヒント

筋肉の張りによる腰痛は、日々の姿勢による影響が大きいです。猫背や反り腰の状態では、体幹を安定させるための腹筋が適切に働くような姿勢になっておらず、代わりに腰や背中の筋肉がカバーしています。腹圧の理解は、背面の筋肉だけで姿勢を保つ癖を正し、身体の内側から姿勢を支えるためにはとても大切です。

より詳しく

腹圧を適切に働かせるには、腹圧のエクササイズなども有効かもしれませんが、根本的には肋骨と骨盤が適切な位置関係にあれば腹圧は自然と保たれます。簡単にいうと姿勢を良くするということですが、これは筋肉を鍛えるよりも自分の体の各部位がどのようなポジションにあるのかを感じる訓練がより重要です。

腹直筋

他の腹筋の膜に包まれているよ

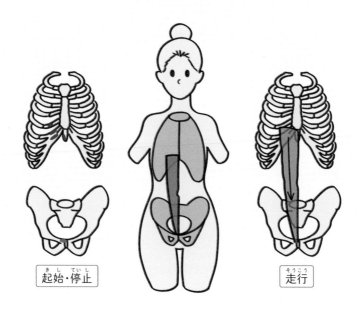

起始・停止

走行

解説

お腹の前面には肋骨と恥骨をつなげるようにして縦の方向に腹直筋が伸びています。一般的にシックスパックとはこの筋肉を指します。腹直筋は前後の膜に覆われて他の腹斜筋や腹横筋などにつながります。「前のつながり」の一部として首の筋肉（胸鎖乳突筋）とつながります。さらに「運動のつながり」の一部として、大胸筋と内転筋をつなぐ経路でもあります。

補足　起始・停止＝筋肉がついている部位

腹直筋の動き

みぞおちと恥骨を近づけるよ

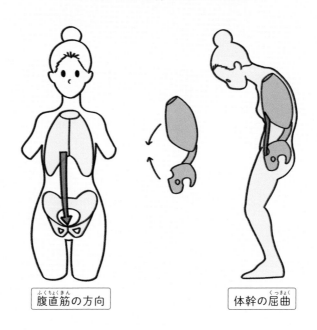

腹直筋の方向

体幹の屈曲

解説

腹直筋が働くと、みぞおちと恥骨を近づけて背中を丸めます。仰向けから起き上がる時や、体が後ろに反りすぎないように、「前のつながり」の一部として働いています。筋肉は瞬発系と持久系に分けられており、この腹直筋を含む、「前のつながり」の筋肉は瞬発的な動きをする割合が多いです。お腹の前面で内臓を守るように、危険から素早く防御体勢を取れるようになっています。

補足 体幹の屈曲＝体幹を丸める

外腹斜筋

腹筋の中で一番表層にある筋肉だよ

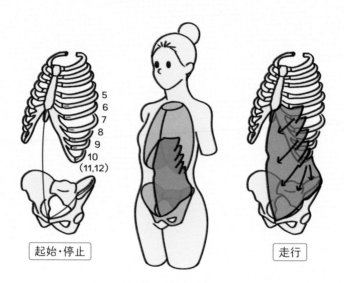

5
6
7
8
9
10
(11,12)

起始・停止

走行

外腹斜筋はお腹の側面と背面から回り込むようにして伸びている筋肉です。肋骨と骨盤を側面でつなげ、身体をひねる動きや側屈に働きます。「らせんのつながり」の一部として肩甲骨の内側から伸びる前鋸筋と連結し、体幹の安定性やひねりの動きを作り出します。「横のつながり」の一部としても、側屈動作や体幹の左右のブレを抑える役割もあります。

外腹斜筋の動き

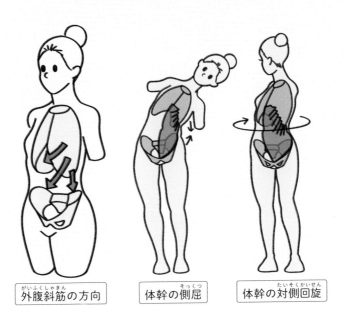

らせんや横のつながりの動きだよ

外腹斜筋の方向 (がいふくしゃきん)

体幹の側屈 (そっくつ)

体幹の対側回旋 (たいそくかいせん)

解説

外腹斜筋は肋骨の前側から後ろ側まで幅広くつきます。そのため、筋肉の走行が部位によって若干違い、それにより働きも変わります。外腹斜筋の主に側面にある部分が働くと、肋骨と骨盤を側面で近づけ側屈をします。斜め下に伸びている部分が働くと身体を反対側にひねる動きをします。「らせんのつながり」上で肩甲骨の内側につながるので、肩甲骨の可動性もこの筋肉と関係します。

内腹斜筋

外腹斜筋とクロスしているよ

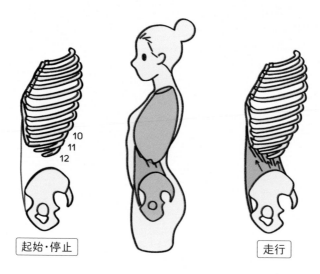

10
11
12

起始・停止

走行

解説

内腹斜筋は骨盤から肋骨の下部をつなげています。この筋肉は表層にある外腹斜筋の走行に対して、クロスするような走行をしており、ともに「横のつながり」として体幹の安定性を高めます。「らせんのつながり」の一部としても、反対側から回り込んできた外腹斜筋の流れを途切らせないように骨盤へ伝えており、この2つの筋肉は常にセットで働いています。

内腹斜筋の動き

外腹斜筋と反対側に振り向くよ

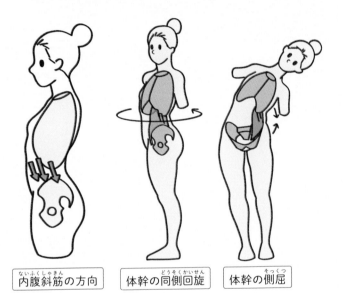

内腹斜筋の方向 (ないふくしゃきん)

体幹の同側回旋 (どうそくかいせん)

体幹の側屈 (そっくつ)

解説

内腹斜筋が働くと、肋骨を同側（筋肉がある側）にひねります。身体を同側にひねる動作は、股関節を内にひねる動作と連動しており、ゴルフ（右打ちの場合）のスイング時に腰が早めに外に開いてしまう人は左の内腹斜筋が使えていないことがあります。この筋肉に刺激を入れてあげることで股関節を内にひねりやすくなり、腰を正面に残しやすくなります。

腹横筋

骨盤と肋骨の内側についているよ

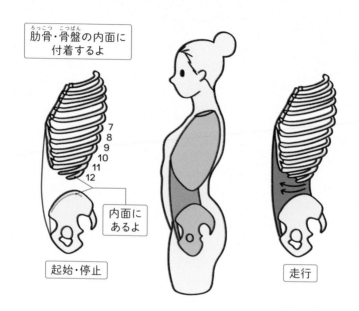

肋骨・骨盤の内面に
付着するよ

7
8
9
10
11
12

内面に
あるよ

起始・停止

走行

解説

腹横筋は4つある腹筋の中で一番深層に位置します。この筋肉は肋骨・骨盤の内側からお腹の中を覆うようにつなげ、体幹を安定させるコルセットのような役割があります。姿勢維持のために腹圧が重要ですが、腹圧は横隔膜やこの筋肉の働きによって作られます。反り腰の人や肋骨が開いてしまう人はこの腹横筋の働きが弱くなっている可能性があります。

腹横筋の動き

腰回りの安定にはとても大事だよ

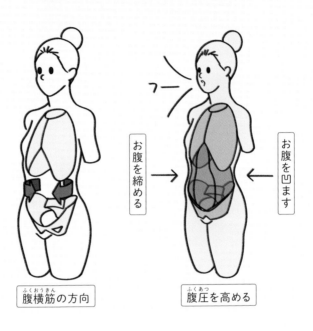

お腹を締める

お腹を凹ます

腹横筋の方向

腹圧を高める

解説

腹横筋は骨盤と肋骨を内側に締めるような働きをします。他の
いくつかの筋肉と協力してお腹の中の圧を高め、体幹を安定さ
せます。体幹が安定することで股関節や肩関節が動かしやすく
なり、全ての局面で重要な働きをします。肋骨と骨盤の位置関
係がずれていると（猫背や反り腰など）この筋肉が働きづらいので、
身体を整えた後に腹圧のエクササイズを行うと良いでしょう。

腹 筋 と 腰 の つ な が り

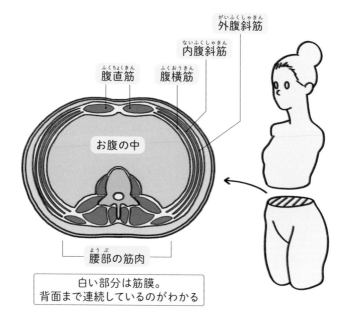

股関節や腰に影響を与えているよ

外腹斜筋
（がいふくしゃきん）

内腹斜筋
（ないふくしゃきん）

腹直筋
（ふくちょくきん）

腹横筋
（ふくおうきん）

お腹の中

腰部の筋肉
（ようぶ）

白い部分は筋膜。
背面まで連続しているのがわかる

　腹筋は胴体を覆うようにして背骨や腰の筋肉までつながっています。普段から腹筋をあまり使わない丸まった姿勢で過ごしていると、このつながりの動きが少なくなり、周辺の筋肉が使いづらくなります。特に背骨の横にある筋肉は股関節を動かす筋肉であると同時に腰のカーブを保つ役割もあるため、普段から腹筋が適度に働く良い姿勢で過ごしましょう。

補 足) 股関節の筋肉＝大腰筋（だいようきん）

第 **10** 章

お尻

のつながり

お尻の筋肉

お尻にはるつの筋肉があるよ

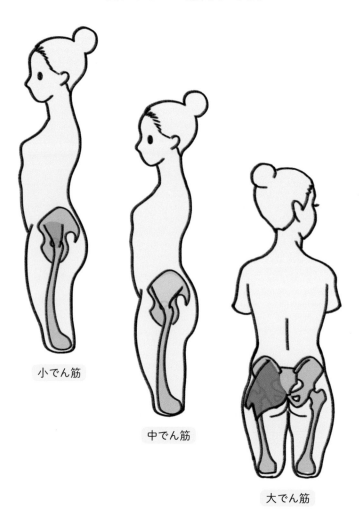

小でん筋

中でん筋

大でん筋

解説

お尻の筋肉は3つあります。表層から大でん筋、中でん筋、小でん筋です。大でん筋は主に脚を後ろに動かす（股関節の伸展）動作に働きます。中でん筋、小でん筋は、両方とも脚を横に上げる働きをします。お尻の筋肉は人が立つ、歩く、走る、ジャンプするなどの人間の基本的な動作に欠かせない重要な筋肉です。

日常のヒント

お尻の形は筋肉や脂肪、骨の位置によってある程度変わりますが、骨の形状は変えることはできません。骨盤の外側の出っ張りの骨（大転子）をエクササイズで凹ませることができると謳った動画がよく出回っていますが、骨の形には生まれつき個人差があり、合わないトレーニングをすると怪我をするので、必ず専門家に相談してから行うのが良いでしょう。

より詳しく

「運動のつながり」の一部である大でん筋は、背中に向かって反対側の広背筋とつながります。そして太ももの側面では大腿四頭筋の一つである外側広筋につながります。中でん筋は上で腹斜筋、下では腸脛靭帯に連結して「横のつながり」を形成します。

大 で ん 筋

太ももの膜や広背筋と連続しているよ

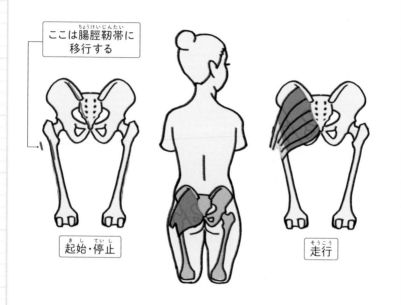

ここは腸脛靭帯に
移行する

起始・停止

走行

大でん筋は、お尻の筋肉の中で一番表層に位置する筋肉です。
骨盤の後ろ側と仙骨からスタートして、太ももの骨についていま
す。股関節の外側で「横のつながり」と連結して腸脛靭帯とし
てひざまでついています。一部は深部に潜りこみ、ハムストリ
ングと大腿四頭筋を分ける膜に変化します。仙骨から上側では
反対側の広背筋と接続して「運動のつながり」としても働きます。

大でん筋の動き

上部と下部で働きが変わるよ

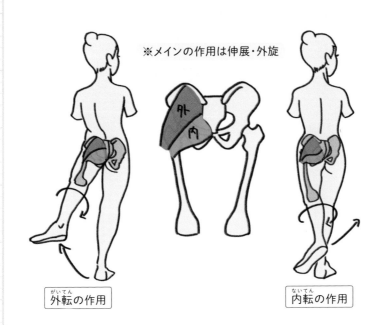

※メインの作用は伸展・外旋

外
内

外転の作用

内転の作用

解説

大でん筋の全体の働きは股関節の伸展（脚を後ろに動かす動作）です。細かいレベルで見ると、股関節の上側を通る部分と、下側を通る部分では働きが変わってきます。上側では脚を横に上げる動きに関わり、下側では脚を内側に動かします。トレーニングやストレッチの際にこの動きを理解して行うことで、ピンポイントに狙った部位を刺激できます。

中でん筋

横のつながりの一部だよ

お尻の形を良くしたい人は要チェック

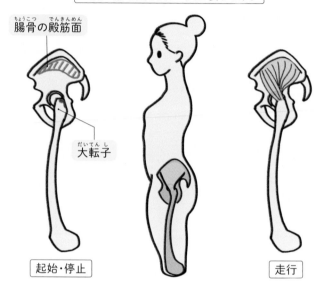

腸骨の殿筋面
ちょうこつ でんきんめん

大転子
だいてん し

起始・停止

走行

解説

3つのお尻の筋肉の中で中間層に位置するのが中でん筋です。この筋肉は骨盤の側面から太ももの骨の一部（大転子）についています。「横のつながり」の一部として、股関節の横の動きに関わり、外側から脚を支えたり、骨盤の水平を保ちます。つながりが太ももの側面に向かって伸びているので、硬くなると太ももの外側の張りにも影響します。

お尻のつながり- **05**

中でん筋の動き

股関節を内外にひねる役割もあるよ

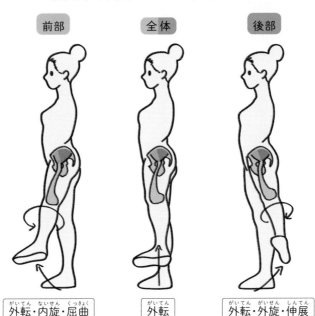

前部	全体	後部
外転・内旋・屈曲	外転	外転・外旋・伸展

解説

中でん筋全体が働くと脚を横に上げる動作になります。股関節の軸を基準に前側の部分は股関節を曲げ、内にひねります。後ろ側は股関節を伸ばし、外側にひねります。中でん筋は片足立ちの時に骨盤の水平を保つように働くので、通常のスクワットよりも片足立ちスクワットなどの時によく使います。腹斜筋の側面部が機能している方が中でん筋も働きやすいです。

小でん筋

中でん筋の兄弟のような筋肉だよ

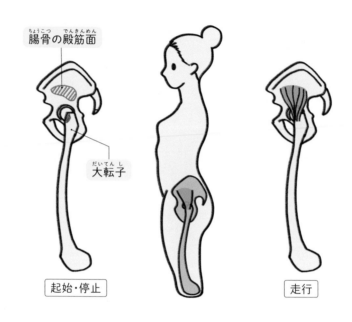

腸骨の殿筋面
ちょうこつ でんきんめん

大転子
だいてんし

起始・停止

走行

解説

小でん筋はお尻の筋肉の中で一番奥にあります。中でん筋の深層で骨盤の側面から太ももの骨についています。筋肉の走行や役割は中でん筋と似ています。身体を触るセラピストにとっては、小でん筋は深部にあるため、アプローチしづらく感じますが患者を横向きに寝かせ、股関節を外転させると中でん筋が張らずに緩むので、その奥に圧を加えると小でん筋にアプローチできます。

補足　深部にあるため、より股関節安定の役割が大きいと思われます

小でん筋の動き

片足立ちの時に骨盤が落ちないように安定させるよ

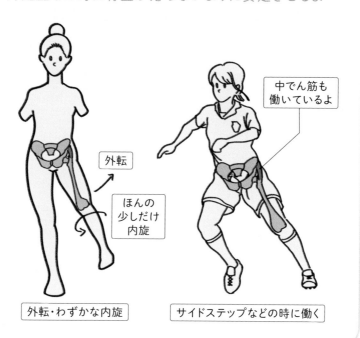

外転

ほんの少しだけ内旋

中でん筋も働いているよ

外転・わずかな内旋

サイドステップなどの時に働く

解説

小でん筋の働きは中でん筋と似ています。脚を横に上げる動作や、片足立ちの時に骨盤が落ちないように水平に保ちます。違いは、中でん筋には股関節を内と外にひねる役割があるのに対し、小でん筋は内ひねりがメインで、外ひねりは補助程度です。2つの筋肉はスポーツなどでサイドステップをする際や、方向転換をする時の蹴り足としても働いています。

お尻の奥の筋肉

深層の筋肉は骨盤底にもつながっているよ

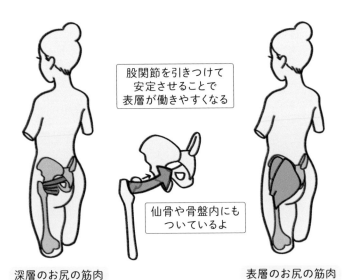

股関節を引きつけて
安定させることで
表層が働きやすくなる

仙骨や骨盤内にも
ついているよ

深層のお尻の筋肉

表層のお尻の筋肉

　お尻の奥には6つの筋肉がついています。それらは太ももの骨を骨盤に引きつけて股関節を安定させています。股関節が安定すると表層にあるお尻の筋肉が働きやすくなり、トレーニングの効率が上がります。この筋肉は仙骨や骨盤内にも伸びているので、緊張が強いと背骨のバランスや腹圧の状態に影響するので、日常生活でも重要な筋肉の一つです。

補足　お尻の奥の6つの筋肉＝深層外旋六筋

足

のつながり

足のつながり

両方とも上で別のつながりに接続するよ

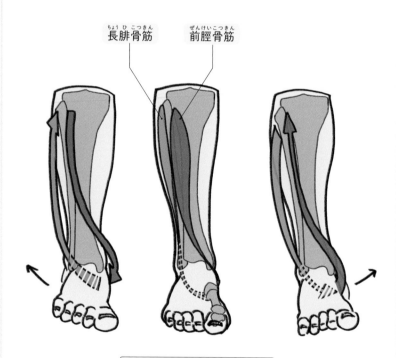

長腓骨筋 ちょうひこつきん

前脛骨筋 ぜんけいこつきん

足の裏で膜がつながっている

解　説

人間の土台となる足裏のアーチは骨自体の配列や、靭帯や膜だけではなく、筋肉によっても支えられています。「らせんのつながり」上にある2つの筋肉は、左のイラストのように足裏で膜を介してつながっており、両側から足裏を上に持ち上げるようにしてアーチを全体的に引き上げています。互いに足首の左右の動きもコントロールしています。

日 常 の ヒ ン ト

足のアーチを保つにはかかとの骨が地面に向かってまっすぐ接地していることが必要です。かかとの骨が左右に倒れた状態になると、それに伴い足の骨はアーチを潰すように移動します。チェックするには背面からアキレス腱とかかとが一直線になっているかチェックしてみましょう。曲がっている場合はかかとがどちらかに倒れています。

より 詳 し く

足のバランスを取り戻すには足指をよく動かすことが必須です。足裏には細かい筋肉があり、足指を動かすことでそれらの筋肉が活性化し足裏と地面の接地が安定します。足裏が安定することで、このページ以降に紹介する足首を通る筋肉群の使いすぎを予防するので、結果的に足のバランスが改善しやすくなります。

足首を曲げる（内返し）

長母趾伸筋は軸の上を通るから、ほぼ背屈のみの作用だよ

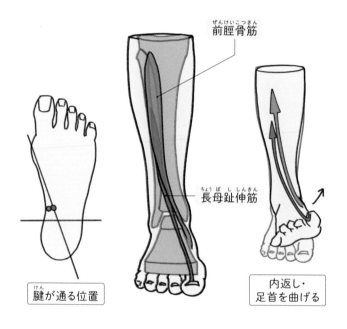

前脛骨筋（ぜんけいこつきん）

長母趾伸筋（ちょうぼししんきん）

腱が通る位置（けん）

内返し・足首を曲げる

解説

足首を曲げる動き・内返しに働く筋肉は主にすねの前側から伸びています。足の外側に体重を乗せる人はイラストのような状態になっています。この状態で長時間歩いていると前脛骨筋が常に使われていて、すねが凝りやすくなります。さらにP.53でも紹介したように骨盤後傾とガニ股のような姿勢になりやすいです。足の内側にも意識を向けて歩くことが大切です。

補足　足首を曲げる＝足首の背屈（はいくつ）

足首を曲げる（外返し）

第三腓骨筋は生まれつきない人もいるよ

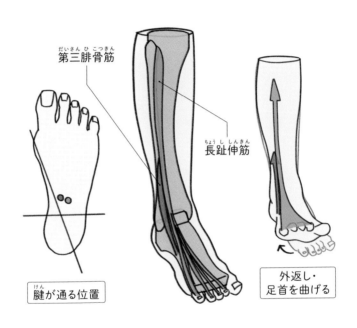

第三腓骨筋（だいさん ひ こつきん）

長趾伸筋（ちょう し しんきん）

腱（けん）が通る位置

外返し・足首を曲げる

解説

足首を曲げる動き・外返しの時に働いている筋肉はすねの外側から足の甲に向かって伸びています。足の指の筋肉を必要以上に使って足首を曲げる癖のある方はすねが張りやすくなる可能性があります。改善するには、足首を回したり、ふくらはぎやすねのストレッチをすることをおすすめします。前のページを含め、足首を曲げる筋肉は「前のつながり」に属します。

足首を伸ばす（内返し）

腓腹筋とヒラメ筋の奥にあるよ

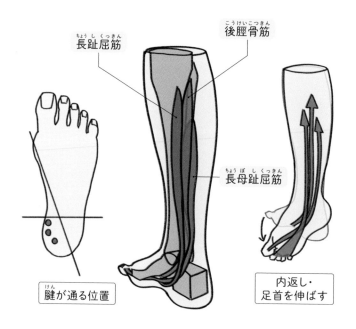

長趾屈筋（ちょうしくっきん）

後脛骨筋（こうけいこつきん）

長母趾屈筋（ちょうぼしくっきん）

腱（けん）が通る位置

内返し・足首を伸ばす

解説

足首を伸ばす・内返しの動きに働く筋肉は「深層のつながり」の一部です。これらの筋肉は内くるぶしの下を通り、足裏と足指まで伸びています。親指まで伸びる筋肉は足首の関節の裏を通るので、硬くなると足首を曲げづらくなります。一番真ん中にある後脛骨筋はすねの外側から伸びてくる長腓骨筋（ちょうひこつきん）と足裏でクロスすることで足裏のアーチを支えています。

補足 足首を伸ばす＝足首の底屈（ていくつ）

足首を伸ばす（外返し）

2つとも外くるぶしの後ろを通るよ

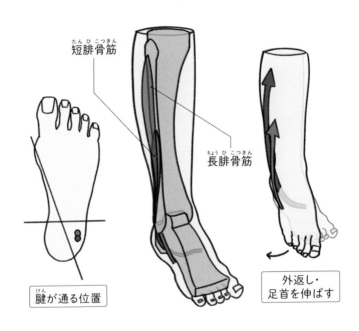

短腓骨筋（たん ひ こつきん）

長腓骨筋（ちょう ひ こつきん）

腱（けん）が通る位置

外返し・足首を伸ばす

解説

足首を伸ばす・外返しに働く筋肉は2つあり、すねの外側から足裏を通り親指の骨につく筋肉と、すねの外側から小指の骨に伸びる筋肉で構成されています。この2つは「横のつながり」の一部で、足首が内返しをしすぎないようにブレーキをかける役割があります。つま先立ちをする時にこのグループの筋肉が働くことで、外側荷重を防げます。

内側アーチ

長腓骨筋も外側からこのアーチを支えているよ

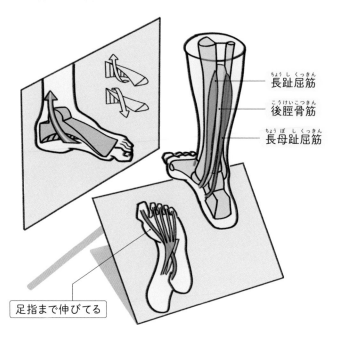

長趾屈筋
ちょうしくっきん

後脛骨筋
こうけいこつきん

長母趾屈筋
ちょうぼしくっきん

足指まで伸びてる

解説

足裏のアーチは骨自体の配列や靭帯、膜などによって支えられていますが、筋肉もアーチ構造を支えています。特にイラスト内の3つの筋肉が足の土踏まずの下を通ることで内側のアーチ（土踏まず）を引き上げています。このアーチが潰れると、足首が外返しの状態になりやすく、外反母趾やO脚X脚の要因にもなります。脚全体のバランスにとって足裏はとても重要なエリアです。

外側アーチ

両方とも腓骨についているよ

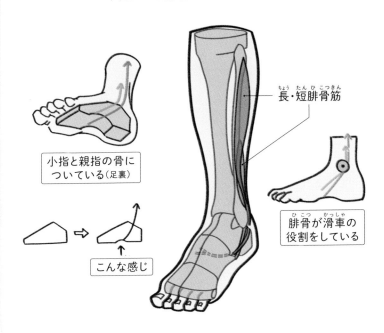

長・短腓骨筋

小指と親指の骨に
ついている（足裏）

こんな感じ

腓骨が滑車の
役割をしている

解説

外側のアーチを支えている筋肉はすねの外側にある長・短腓骨
筋の2つの筋肉です。内側アーチ同様、この2つの筋肉が外
側アーチを上に引っ張るようにして支えています。これらの筋肉
は「らせんのつながり」として足裏を回り、両側から足裏のアー
チを引き上げています。もし外側のアーチが短く固まっている場
合は内側に体重を乗せるようになり、内側アーチが潰れやすい
です。

骨の動き

腓骨（ひこつ）と脛骨（けいこつ）の間のスペースが広がることが大事だよ

足首のイメージ

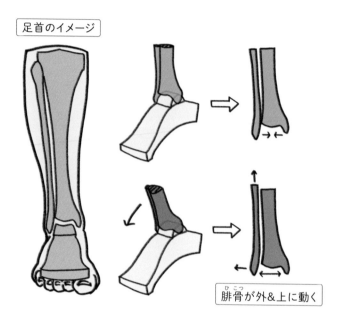

腓骨（ひこつ）が外＆上に動く

解説

足首を曲げる動きは脛骨と腓骨という2本の骨が若干開いて、腓骨が少し上がることでスムーズに関節が動くことができます。一般的にはふくらはぎにある腓腹筋やヒラメ筋が硬くなることで足首が曲げにくくなりますが、この2本の骨の動きを制限する可能性のあるすねの前側や外側の筋肉なども影響しています。

ひざ下の筋肉の区画

ひざ下は4つのグループに分かれるよ

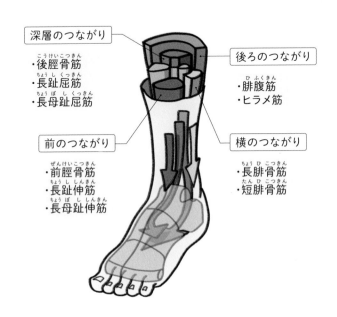

深層のつながり
・後脛骨筋（こうけいこつきん）
・長趾屈筋（ちょうしくっきん）
・長母趾屈筋（ちょうぼしくっきん）

後ろのつながり
・腓腹筋（ひふくきん）
・ヒラメ筋

前のつながり
・前脛骨筋（ぜんけいこつきん）
・長趾伸筋（ちょうししんきん）
・長母趾伸筋（ちょうぼししんきん）

横のつながり
・長腓骨筋（ちょうひこつきん）
・短腓骨筋（たんひこつきん）

解説

ひざから足首にかけての筋肉は4つの区画に分かれます。前の区画の筋肉は足首を曲げ、残りの3つは足首を伸ばします。区画を分ける仕切りが硬くなると、隣り合う筋肉が一緒に動いてしまいやすく、足首が動かしにくくなります。さらに仕切りが固まっている時はストレッチが効きづらく、どちらかというと区画を分離するようなリリースをかけた方が緩みやすいです。

かかとの重要性

かかとが足のアーチに大きく影響してるよ

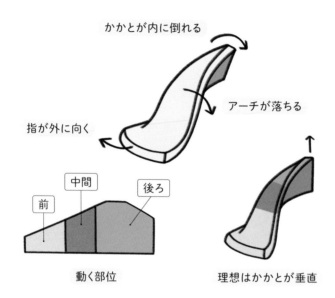

かかとが内に倒れる

アーチが落ちる

指が外に向く

前　中間　後ろ

動く部位

理想はかかとが垂直

　足のアーチの改善にはかかとがまっすぐ立っていることが重要です。足は前、中間、後ろと3つの部位が連動しています。かかとが内に倒れると、連動して真ん中と前側の部分が動きます。かかとが内に倒れると中間のアーチが落ちやすいです。さらにアーチが落ちることにより指はねじれるように外を向き、外反母趾になりやすいです。足のバランスを整えるにはかかとを見直しましょう。

肩・腕

のつながり

肩甲骨の内側のつながり

肩甲骨と肋骨の間に硬さがあると肩が上がりやすいよ

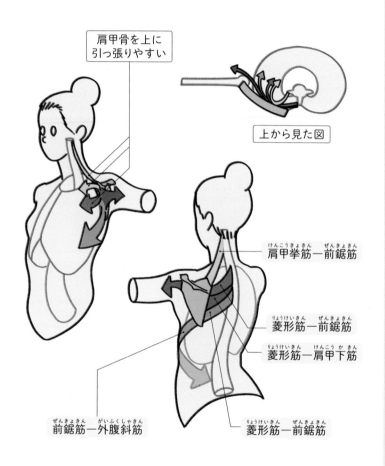

肩甲骨を上に
引っ張りやすい

上から見た図

肩甲挙筋―前鋸筋

菱形筋―前鋸筋

菱形筋―肩甲下筋

前鋸筋―外腹斜筋

菱形筋―前鋸筋

解説

肩甲骨は体幹と腕をつなぐ位置にあります。ゆえに肩甲骨の動きが制限されると、姿勢のコントロールや肩、腕の動きがスムーズに行われなくなります。この肩甲骨と肋骨の間にはいくつかのつながりがあり、背骨からスタートして腕の深層や体幹の前面に伸びていきます。特に前鋸筋は体幹と腕の連動にとても重要な筋肉です。

日常のヒント

デスクワークなどで肩が内巻きになってしまう方におすすめのストレッチがあります。まず立って手を後ろで組み、肘を曲げないように肩甲骨を背骨に寄せ、腕を上げながら胸を張ります。左のイラストの菱形筋や前鋸筋が動くのを感じられると良いです。肩は上がらないようにしましょう。

より詳しく

肩が凝りやすい人は必要以上に肩を上げていることが多いです。本来、肩甲骨と鎖骨と腕は肋骨にぶら下がっているだけです。姿勢が悪くなると体幹で頭を支えることが少なくなり、肩まわりの筋肉を使って支えるようになります。体幹のみで頭を支えている感覚を持つことと、腕がぶら下がっているという理解が大切です。

巻き肩について

胸の表層と深層で付着する骨が違うよ

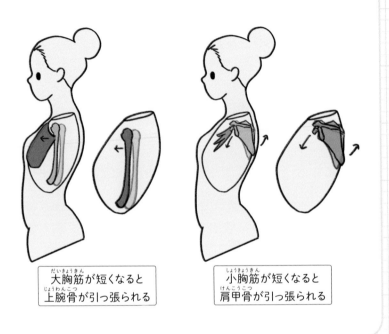

だいきょうきん
大胸筋が短くなると
じょうわんこつ
上腕骨が引っ張られる

しょうきょうきん
小胸筋が短くなると
けんこうこつ
肩甲骨が引っ張られる

解説

巻き肩を改善するには、どの筋肉が短くなっているかを判断することが重要です。大胸筋は上腕の骨を前に引っ張ります。その奥にある小胸筋は肩甲骨の一部についているので肩甲骨を前傾させるように引っ張ります。どちらも肩を内巻きにするように引っ張っていますが、この2つの違いを理解すると、ストレッチやマッサージなどで狙うべき筋肉がわかります。

肩のインナーマッスル

肩が痛い時はこの筋肉が固まっていることが多いよ

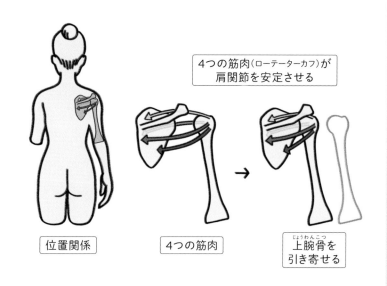

4つの筋肉（ローテーターカフ）が
肩関節を安定させる

位置関係　　4つの筋肉　　上腕骨を
引き寄せる

解 説

肩の深層では肩甲骨から上腕の骨に4つの筋肉が伸びています。肩甲骨を全体的に覆うようについています。肩関節の安定性には大切な筋肉で、肩の細かい動きをコントロールしています。腕を使う細かい作業などで、この4つの筋肉が固ってしまうと「腕の深層のつながり」を介して首や肩甲骨の内側に緊張が連鎖します。四十肩や五十肩の人はこの筋肉が固まりがちです。

肩のインナーマッスルの動き

安定して肩を使うには大切な筋肉だよ

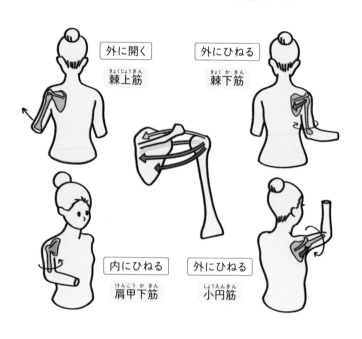

外に開く
棘上筋（きょくじょうきん）

外にひねる
棘下筋（きょくかきん）

内にひねる
肩甲下筋（けんこうかきん）

外にひねる
小円筋（しょうえんきん）

解説

肩のインナーマッスルは４つあります。腕を横に上げるサポートをする棘上筋、腕を内にひねる時に使う肩甲下筋、腕を外側にひねる棘上筋・小円筋です。これらの筋肉は「腕の深層のつながり」として、肩甲骨と肩の関節を包み込みながら小指までつながります。肩の細かい動きは小指を意識してみると良いでしょう。

肩のつながり

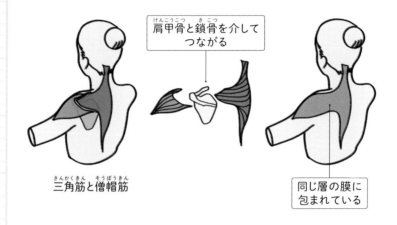

このつながりは表層の膜だよ

肩甲骨と鎖骨を介してつながる

三角筋と僧帽筋

同じ層の膜に包まれている

解説

肩の表層では鎖骨と肩甲骨を介して2つの筋肉がつながります。これらは「腕の後ろのつながり」として働いている三角筋と僧帽筋です。この2つは表層で同じ層の膜に包まれており、首付近では胸鎖乳突筋という首の筋肉も包まれています。重い荷物を長時間持った時など、三角筋から肩、首に緊張が連鎖しやすいので、この三角筋を含めた全体を緩めることが重要です。

手首を曲げる筋肉

内側の肘の痛みはゴルフ肘と呼ばれているよ

内側の肘に向かって伸びている筋肉が多い

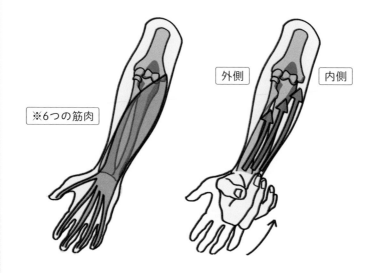

外側　内側

※6つの筋肉

解説

手首を曲げる・指を握る動作に働く筋肉の多くは肘の内側から伸びています。ゴルフなどで肘の内側が痛くなる理由は、それらの筋肉を使う動作（グリップの握り・手首の返し）の繰り返しで付着部に炎症が起こるからです。手の平は内肘を経由して大胸筋や体幹とつながります。スポーツ時に肘や手首を安定させるには、「腕のつながり」が体幹と一体化する感覚が重要です。

手首を反る筋肉

外側の肘の痛みはテニス肘と呼ばれているよ

肘の外側に向かっている筋肉が多い

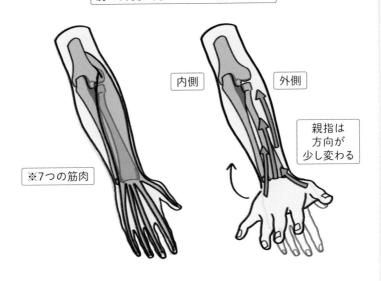

内側

外側

親指は
方向が
少し変わる

※7つの筋肉

解説

手首を反る・指を反る動作に働く筋肉の多くは肘の外側から伸びています。テニスなどのラケットを使う競技をしている人はバックハンド時にこれらの筋肉が使われており、酷使すると肘の外側に痛みがでやすいです。これらの筋肉は外肘を経由して背中の筋肉や体幹につながります。前ページと同様に腕が体幹とつながる感覚を持つことで肘に負担がかかりづらくなります。

COLUMN 12

上腕と前腕の区画

前腕と上腕では筋肉の割合が入れ替わるよ

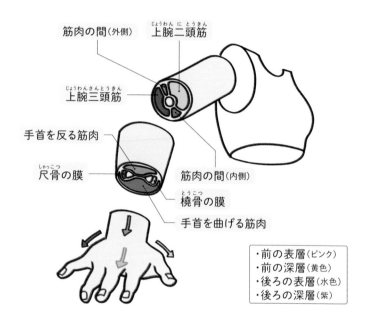

- 筋肉の間（外側）
- 上腕二頭筋（じょうわん に とうきん）
- 上腕三頭筋（じょうわんさんとうきん）
- 手首を反る筋肉
- 尺骨の膜（しゃっこつ）
- 筋肉の間（内側）
- 橈骨の膜（とうこつ）
- 手首を曲げる筋肉

- ・前の表層（ピンク）
- ・前の深層（黄色）
- ・後ろの表層（水色）
- ・後ろの深層（紫）

「腕のつながり」は上腕と前腕で筋肉の割合が変わります。上腕では「腕の深層のつながり」が筋肉を通り、「腕の表層のつながり」は筋肉を分ける仕切りの膜を通ります。前腕では逆の関係性になり、「腕の表層のつながり」が筋肉を経由し、「腕の深層のつながり」が骨の膜を経由します。筋肉を通るか、膜を通るかで覚えると良いでしょう。

第 13 章

体幹

のつながり

内臓のつながり

体幹の動きを良くするにはお腹の柔らかさも必要だよ

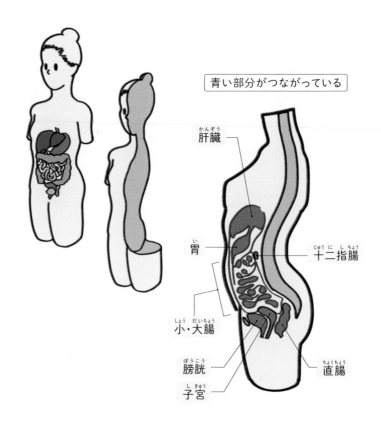

青い部分がつながっている

肝臓（かんぞう）

胃（い）

十二指腸（じゅうにしちょう）

小・大腸（しょう・だいちょう）

膀胱（ぼうこう）

子宮（しきゅう）

直腸（ちょくちょう）

解 説

姿勢改善や運動の分野でなかなか理解されないのが、お腹の中の重要性です。特に内臓のつながりです。内臓は膜を介して周辺の筋肉や背骨の動きに影響を与えています。体幹を曲げたり、ひねったりする時に必ずお腹の中の臓器がそれに合わせて移動しています。しかしお腹の中が緊張していると、体幹が動かしづらくなります。

日常のヒント

断食はダイエットや修行などの様々な目的で行われますが、適度なプチ断食などは身体の動きを良くするためにも有効だと考えられています。内臓を休ませることでお腹の中の緊張がとれ、体幹の動きなどを良くします。

より詳しく

内臓は自律神経や感情との関連が強く、とても奥が深い領域ですが、著者は内臓系や神経系の専門家ではないため、正確な情報が欲しい方は各自調べることをおすすめします。

内臓と呼吸と股関節

神経は周辺が緊張していると働きが悪くなりやすいよ

内臓の動きに大事な神経が横隔膜と大腰筋のつながり付近にある

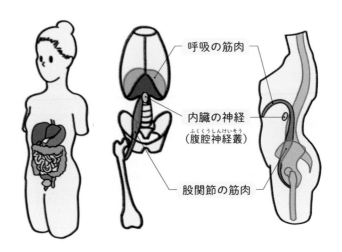

呼吸の筋肉

内臓の神経
(腹腔神経叢)
ふくくうしんけいそう

股関節の筋肉

解説

横隔膜（呼吸の筋肉）と股関節の筋肉が合流するあたりに、内臓
の働きに大切な神経が通っています。神経は周辺の組織が緊張
していると働きが悪くなる可能性があります。このことから呼吸が
浅くなっている人や股関節の筋肉が緊張している人は内臓の働き
も悪くなりがちです。背中を丸めた座り姿勢は両方の筋肉が固ま
りやすいので、お腹の中のスペースを保つ座り方をしましょう。

内臓と太もも

空間の中の状態と太もも外側が関連しているよ

この空間が動かないと太ももの外側に張りが出やすい
逆に太ももの外側が張ると腹部も硬くなりやすい

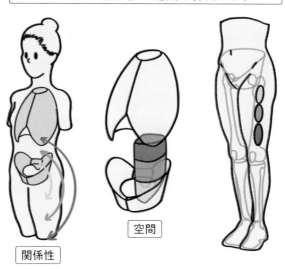

空間

関係性

解説

筋肉や骨のバランスが崩れていると、身体に硬さや張りが出てくることは一般的にも認知されていますが、他にも内臓の状態が影響していることがあります。イラストの空間あたりには主に大腸が存在しており、大腸と太ももの外側の張りが相互に関連していると言われています。経験上、実際にイラストの空間を緩めると、太ももの側面の張りが取れることが多いです。

肋骨の動き

背骨の動きが悪いと肋骨の動きも悪くなるよ

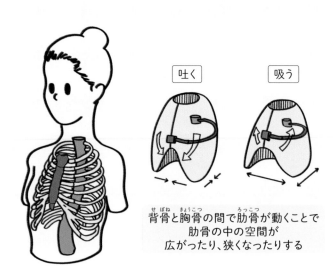

吐く　　　吸う

背骨と胸骨の間で肋骨が動くことで
肋骨の中の空間が
広がったり、狭くなったりする

解説

肋骨は胸骨（ピンク）と背骨（水色）の間にあります。呼吸をする時に肋骨の両端に関節があるおかげで肋骨が動くことができ、肋骨の中が広がったり縮んだりできます。特に背骨と肋骨の間には関節が2つもあります。呼吸により肋骨が動くことで常に背骨の周辺が動きます。呼吸によって背骨の動きが良くなり、背骨を動かすことで呼吸がしやすくなる関係性を知っておきましょう。

頭と首の動きの違い

頭と首を分けて動きを考えるよ

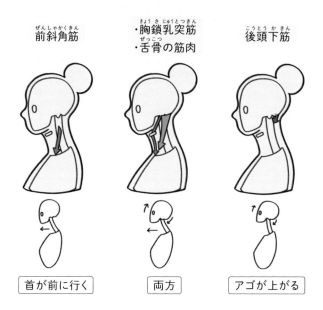

前斜角筋（ぜんしゃかくきん）

・胸鎖乳突筋（きょうさにゅうとつきん）
・舌骨の筋肉（ぜっこつ）

後頭下筋（こうとうかきん）

首が前に行く　両方　アゴが上がる

頭が前に出ている時は首が前に引っ張られアゴが上がります。このような状態の時、一般的には首の前側のストレッチが推奨されますが、アゴが上がる動作を考慮すると首の付け根の筋肉（後頭下筋など）も短くなっているためボールなどを当てて緩めるのがおすすめです。また胸鎖乳突筋などは首を前に引っ張りながらアゴを上げる働きがあるので同様に重要な筋肉です。

補足　舌骨の筋肉（ぜっこつ）＝茎突舌骨筋（けいとつぜっこつきん）・胸骨舌骨筋（きょうこつぜっこつきん）

お腹と股関節の動き

股関節の筋肉と横隔膜はつながっているよ

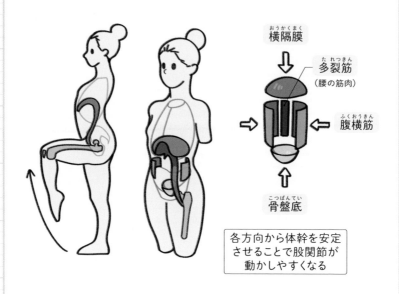

横隔膜
（おうかくまく）

多裂筋
（たれつきん）
（腰の筋肉）

腹横筋
（ふくおうきん）

骨盤底
（こつばんてい）

各方向から体幹を安定
させることで股関節が
動かしやすくなる

<hr />

解説

お腹の中で横隔膜と股関節の筋肉（大腰筋）はつながっていま
す。大腰筋は股関節を曲げる時や腰のカーブを保つために働
いています。この筋肉が働けるようにするためには、横隔膜を
含むインナーユニットと呼ばれる4つの筋肉が機能していないと
いけません。4つがお腹を締めるようにして腹圧を生み出し、体
幹を安定させてくれるおかげで、大腰筋が働きやすくなります。

補足　大腰筋の腰のカーブに対しての働きは姿勢によって変化します

仙骨と背骨のカーブ

背骨と骨盤に対して両方に影響する大事な骨だよ

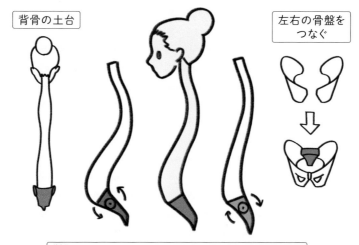

背骨の土台

左右の骨盤を
つなぐ

せんこつ
仙骨の傾きと背骨のカーブはたがいに連動している

解 説

仙骨は左右の骨盤をつなぎ、同時に背骨の土台にもなっています。仙骨は骨盤の傾きと連動しており、骨盤が傾くと仙骨も同じ方向に傾きます。そして仙骨は背骨のカーブ具合にも影響します。仙骨が前に傾くと背骨のカーブが強くなり、後ろに傾くとカーブが減少します。骨盤前傾は背骨のカーブを強め、後傾はカーブを減少させると言い換えることもできます。

姿勢の連鎖

姿勢の連鎖のパターンは人それぞれだよ

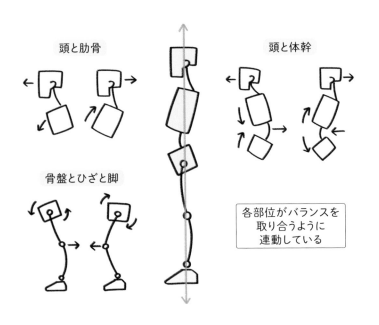

頭と肋骨

頭と体幹

骨盤とひざと脚

各部位がバランスを
取り合うように
連動している

　姿勢を整える上で忘れてはならないのが「全身の動きは連動している」ことです。この連鎖は人それぞれで、座りすぎなどで上半身から崩れていったり、足のバランスが悪く上半身に連鎖したり様々です。大事なのは部位にこだわりすぎず、全身を総合的に判断することです。理想的な立ち姿勢は、体の各部位が積み上がるようにして力まずに軸を感じられている状態です。

第 14 章

つながり の
改善のヒント

姿勢と動作の改善について

①筋膜を空間で考える

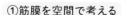

②筋膜を層で考える

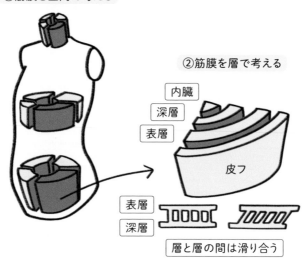

内臓
深層
表層

皮フ

表層
深層

層と層の間は滑り合う

③総合的に考える

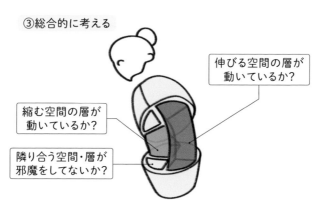

伸びる空間の層が
動いているか?

縮む空間の層が
動いているか?

隣り合う空間・層が
邪魔をしてないか?

姿勢や動作改善の一つの指針として、身体を空間ごとに区分けすることをおすすめします。筋肉単位で考えてしまうと辻褄が合わなかったことも理解しやすくなります。空間は体を動かす時に伸びる部分と縮む部分の2つ、隣り合う部分に分けます。筋膜は身体中に広がっているので、空間には筋膜と共に筋肉や靭帯、神経、血管、内臓などの様々なものが存在しています。

さらに空間の中に筋膜の層があります。層と層の間はつながっており、体を動かすと層同士が滑り合います。この層同士の間が狭くなったり、滑りが悪くなることで筋肉の働きが悪くなります。もちろん神経や血管なども影響を受けます。

上記の2つを頭に入れて、左ページの一番下のイラストを見てください。体を動かす時に、伸びる・縮む空間の各層が動いていること、そして隣り合う空間が邪魔をしていないことでスムーズに動くことができます。

セルフでストレッチなどをしても上手くいかない方は、伸びない部分だけを伸ばしていたり、表層だけを伸ばしていることが多いです。縮む空間、深層、隣り合う空間など全てが大切ですので、結局は全身にバランスよく刺激を入れることが重要です。

前のつながりの影響

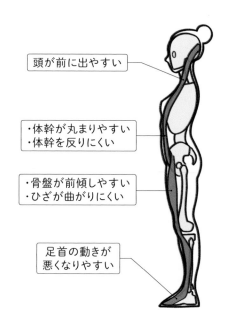

頭が前に出やすい

・体幹が丸まりやすい
・体幹を反りにくい

・骨盤が前傾しやすい
・ひざが曲がりにくい

足首の動きが
悪くなりやすい

解説

頭を前に出して背中を丸めた姿勢で長時間過ごしていると、上半身の「前のつながり」が短いまま固定されやすく、良い姿勢に戻りにくくなります。下半身では前ももが硬くなると骨盤を前傾させ、ひざの曲げる動作を制限します。ひざ下は全体的に固まることで足首を伸ばす方だけでなく、足首を曲げる動きも悪くなります。主に反る動きのストレッチを部位ごとに行いましょう。

後ろのつながりの影響

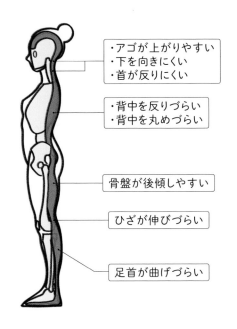

・アゴが上がりやすい
・下を向きにくい
・首が反りにくい

・背中を反りづらい
・背中を丸めづらい

骨盤が後傾しやすい

ひざが伸びづらい

足首が曲げづらい

解説

「後ろのつながり」は、背中を丸めた状態でいると、常に伸ばされた状態で固定されます。反対に、胸を張った姿勢を長時間する社交ダンスなどでは背中や首の後ろが短くなりやすいです。筋膜は短く収縮された状態と、長く引き伸ばされた状態の両方とも筋肉の働きを悪くします。テントのロープのように、前と後ろのつながりが均一に引っ張り合っていることが大切です。

横のつながりの影響

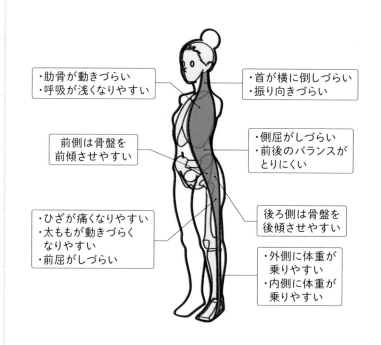

・肋骨が動きづらい
・呼吸が浅くなりやすい

・首が横に倒しづらい
・振り向きづらい

前側は骨盤を
前傾させやすい

・側屈がしづらい
・前後のバランスが
　とりにくい

・ひざが痛くなりやすい
・太ももが動きづらく
　なりやすい
・前屈がしづらい

後ろ側は骨盤を
後傾させやすい

・外側に体重が
　乗りやすい
・内側に体重が
　乗りやすい

解説

「横のつながり」は身体の側面で前後をつなぎ止めているジッパーのようなイメージをすると良いです。このジッパーが緩むことで身体の前後に広がりが生まれ、バランスがとりやすくなります。特に肋骨から股関節にかけてのつながりが緩むことで、呼吸の深さや、体幹のコントロールに良い影響があります。さらに股関節の横の3つの筋肉は骨盤の前倒・後傾の改善には重要です。

つながりの改善のヒント-05

らせんのつながりの影響

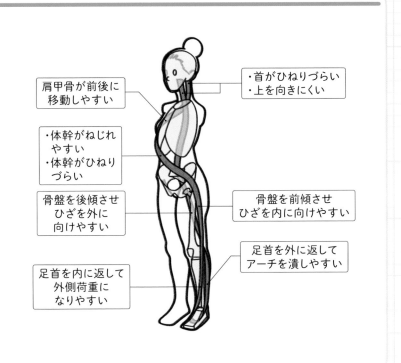

・首がひねりづらい
・上を向きにくい

肩甲骨が前後に
移動しやすい

・体幹がねじれ
やすい
・体幹がひねり
づらい

骨盤を後傾させ
ひざを外に
向けやすい

骨盤を前傾させ
ひざを内に向けやすい

足首を外に返して
アーチを潰しやすい

足首を内に返して
外側荷重に
なりやすい

解説

「らせんのつながり」は、身体に巻き付くようにして全身を安定させながら、ひねる動きに関わります。身体の各部位がねじれたような姿勢の場合は深層部のねじれを、らせんのつながりが補正するような形で固まっていることが多いです。玉ねぎの皮のように一枚一枚、表面から緩めていき、最終的には深層をアプローチするのが良いでしょう。ストレッチなどでひねる動作がおすすめです。

深層のつながりの影響

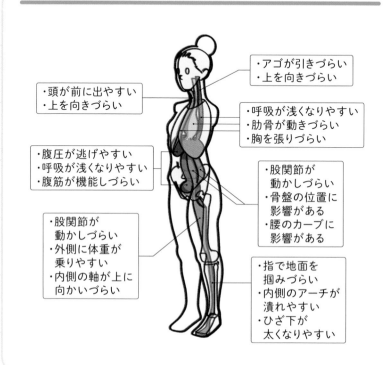

・頭が前に出やすい
・上を向きづらい

・アゴが引きづらい
・上を向きづらい

・呼吸が浅くなりやすい
・肋骨が動きづらい
・胸を張りづらい

・腹圧が逃げやすい
・呼吸が浅くなりやすい
・腹筋が機能しづらい

・股関節が
　動かしづらい
・骨盤の位置に
　影響がある
・腰のカーブに
　影響がある

・股関節が
　動かしづらい
・外側に体重が
　乗りやすい
・内側の軸が上に
　向かいづらい

・指で地面を
　掴みづらい
・内側のアーチが
　潰れやすい
・ひざ下が
　太くなりやすい

解説

「深層のつながり」が緊張すると、姿勢や呼吸に対して内側から影響します。身体の中心を通るこのつながりは、足の内側から骨盤、体幹、頭までを通る軸のような役割があります。足の内側アーチが潰れていたり、ひざから横隔膜にかけての筋肉が固まっていると、その軸が上方に続かなくなります。同様に肋骨内やお腹の緊張が、この軸を途切れさせて頭を支えにくくなります。

腕 の つ な が り の 影 響

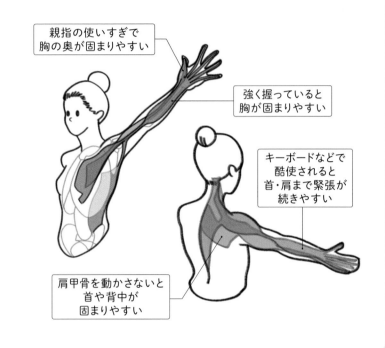

親指の使いすぎで
胸の奥が固まりやすい

強く握っていると
胸が固まりやすい

キーボードなどで
酷使されると
首・肩まで緊張が
続きやすい

肩甲骨を動かさないと
首や背中が
固まりやすい

解 説

「腕のつながり」は指先から体幹までつながっているため、前腕や上腕の硬さが連鎖して、肩や首の動きを制限する可能性があります。例えるならば、間違って空気乾燥機にかけて縮んでしまったセーターを着ているような感じです。肩が動かしづらく、首が凝りやすくなります。腕は必要以上に力を入れてしまいがちな部位なので、肩、腕、手の平のリラックスを意識しましょう。

運動・健康に関わる全ての人へ

　この本を作るきっかけになったのは、私がSNSにアップしていた自作の解剖学イラストが編集者さんの目に留まったからです。

　そもそもなぜイラストを描いているかというと、施術の説明をイラストを描いてできたら楽だなと思っていたからです。

　私はあまり口頭での説明が上手ではないらしく、「腕を触っているのは、首の筋肉のためだよ」などと言ってもお客様は腑に落ちない様子です。

　かといってリアルな解剖学の図は細かすぎて伝わらず、毎回モヤモヤしていました。

　そこで自分の頭の中のイメージをわかりやすく伝えるためにイラストを描き始めました。

　なので、この本のもう一つのコンセプトは、「専門家がこの本を見せながら、クライアントに説明をしやすい」です。

　私と同じように言葉だけでの説明に苦しんでいる専門家は多いと思います。

　この本が全国のスポーツジムや整体院などの身体に携わる現場に置かれて、専門家とお客様をつなぐ架け橋のような存在になってくれたら嬉しいなと思っています。

参 考 文 献

『アナトミー・トレイン – 徒手運動療法のための筋膜経線　第3版、第4版』Thomas W. Myers/医学書院

『Anatomy Trains Myofascial Meridians for Manual &t Movement Therapist Third edition』Thomas W. Myers /CHURCHILL LIVINGSTONE

『ファッシャルリリース・テクニック　身体構造のバランスを整える　筋膜リリース技術』James Earls & Thomas W. Myers/医道の日本社

『Fascial Release for Structural Balance Revised Edition』James Earls & Thomas W.Myers/Lotus Publishing / North Atlantic Books

『FUNCTIONAL ATLAS of the HUMAN FASCIAL SYSTEM 』Carla Stecco/CHURCHILL LIVINGSTONE

『ビジュアルで学ぶ 筋膜リリーステクニック【Vol.1】―肩、骨盤、下肢・足部― 』Til Luchau /医道の日本社

『ビジュアルで学ぶ 筋膜リリーステクニック【Vol.2】―頚部、頭部、体幹〔脊柱・肋骨〕― 』Til Luchau/医道の日本社

『筋膜マニピュレーション 実践編 』Luigi stecco / Antonio Stecco/医歯薬出版株式会社

『筋膜マニピュレーション 実践編 レベル1 原著第2版』Luigi stecco / Antonio Stecco/医歯薬出版

『筋膜マニピュレーション 実践編 レベル2原著第2版』Luigi stecco / Carla Stecco/医歯薬出版

『筋膜マニピュレーション 筋骨格系疼痛治療 理論編 原著第2版』Luigi stecco / Antonio Stecco医歯薬出版

『オステオパシーの内臓マニピュレーション』エリック・U・ヘプゲン/ガイアブックス

『からだの構造と機能 I』ユッタ・ホッホシールド/ガイアブックス

『からだの構造と機能 II』ユッタ・ホッホシールド/ガイアブックス

『ANATOMY OF Movement REVISED EDITION』Blandine Calais-Germain/Eastland Press

『身体運動学 関節の制御機構と筋機能』編集 市橋則明/メジカルビュー社

『改訂第2版 運動療法のための機能解剖学的触診技術 上肢』監修 青木隆明 執筆 林 典雄/メジカルビュー社

『改訂第2版 運動療法のための機能解剖学的触診技術 下肢・体幹』監修 青木隆明 執筆 林 典雄/メジカルビュー社

『林典雄の運動器疾患の機能解剖学に基づく評価と解釈 下肢編』監修 林典雄 執筆 林典雄・岸田敏嗣/運動と医学の出版社

『運動機能障害の「なぜ?」がわかる 評価戦略』編著 工藤慎太郎/医学書院

『ムーブメント ファンクショナルムーブメントシステム: 動作のスクリーニング, アセスメント, 修正ストラテジー』Gray Cook/有限会社ナップ

『DYNAMIC ALIGNMENT THROUGH IMAGERY』ERIC FRANKLIN/Human Kinetics

『プロメテウス 解剖学アトラス 胸部/ 腹部・骨盤部 第3版 』Michael Schünke、Erik Schulte、Udo Schumacher、Markus Voll Karl Wesker/医学書院

『Atlas of Anatomy Third Edition』Edited by Anne M. Gilroy Brian R. MacPherson Based on the work of Michael Schuenke Erik Schulte Udo Schumacher/Thieme

『新スポーツ解剖学シリーズ ダンス 解剖学 第2版 』ジャッキ・グリーン・ハース/ベースボール・マガジン社

『レスリー・カミノフの ヨガアナトミィ 改訂 第2版』レスリー・カミノフ、エイミー・マシューズ/ガイアブックス

『最新ピラーティス アナトミィ』ラエル・イサコウィッツ、カレン・クリッピンジャー/ガイアブックス

『正しく理想的な姿勢を取り戻す 姿勢の教科書』竹井仁/ナツメ社

『感じる力でからだが変わる 新しい姿勢のルール』メアリー・ボンド/春秋社

『プロが教える筋肉のしくみ・はたらきパーフェクト事典』監修 石井直方 執筆 荒川裕志/ナツメ社

『スポーツ健康づくりの指導に役立つ 姿勢と動きの「なぜ」がわかる本』土屋真人/秀和システム

『身体のホームポジション』藤本靖/BABジャパン

『ボディマッピング だれでも知っておきたい「からだ」のこと』バーバラ・コナブル、エイミー・ライカー/春秋社

著　者

きまたりょう

ストレッチトレーナー。米国 Dr Ida Rolf Institute 認定ロルファー。
アメリカ・コロラド州にある Dr Ida Rolf Institute で731時間の解剖学、生理学、機能解剖学、実習のトレーニングを受講。加えて大手ストレッチ専門店での4年間の経験、その他約400時間以上のセミナー・ワークショップなどで技術と知識を深める。
Instagram(@ryo_kimata)にて「筋肉のつながり」イラストを定期的に投稿しており、そのわかりやすさからセラピストやトレーナーを中心に支持を集めている。

デザイン	三森健太（JUNGLE）
D T P	野村友美（mom design）
校　正	鷗来堂
編　集	大野洋平

世界一わかりやすい
筋肉のつながり図鑑

2023年10月2日　初版発行
2024年10月30日　10版発行

著　　者	きまたりょう
発 行 者	山下直久
発　　行	株式会社KADOKAWA
	〒102-8177　東京都千代田区富士見2-13-3
	電話 0570-002-301（ナビダイヤル）
印 刷 所	TOPPANクロレ株式会社
製 本 所	TOPPANクロレ株式会社

●お問い合わせ
https://www.kadokawa.co.jp/（「お問い合わせ」へお進みください）
※内容によっては、お答えできない場合があります。
※サポートは日本国内のみとさせていただきます。
※Japanese text only
定価はカバーに表示してあります。
© Ryo Kimata 2023 Printed in Japan　ISBN 978-4-04-606252-9 C0075